歯科医院経営
実践マニュアル

開業成功は5年で決まる

～開業前→開業そして5年 こうして歯科医院を軌道に乗せた～

五條歯科医院院長
五條　和郎　著

クレセル株式会社代表取締役
伊藤日出男　著

クインテッセンス出版株式会社　2010

Tokyo, Berlin,Chicago, London, Paris, Barcelona, Istanbul, Milano, São Paulo, Moscow, Prague, Warsaw, New Delhi, Beijing and Bukarest

●はじめに

私はこれからの時代、歯科医師は〝医院の外で稼ぐべきだ〟と断言します。
僭越ながら若輩の私がこのように思うには理由があります。

私は、横浜で小さな歯科医院を開業しています。予防を地域に広めることで、地域の方々に、一生、自分の歯を使っていただこうと活動しています。最近は、医院の外、すなわち地域や社会に出て行くことで、予防を徹底させ、患者さんの生活に即した治療法を提供する方法が見えてきました。

「外に出る」と聞くと、「訪問診療か？」と思われるかもしれませんが、訪問診療はその一手法でしかありません。外に出るとは、スタッフに仕事を任せ、院長が経営者＝外の世界とつながりを維持する役割にウエイトをおくことです。

歯科医師は居心地のよさの結果、歯科関連の人とのみ関係を保ち、外の世界とつながりを失いがちです。簡単なことですが、外に出て行くには大学では習わない苦労と勉強が必要です。歯科医師という技術者には、できれば避けて通りたいことばかりです。

経験的にいえば、医院の外に出て行くことによって、ユニットを増やすという資金的な問題は生じませんし、営業時間も関係ありませんので、外から得た情報・知識などによって、少しずつですが、医院経営の改善ができてきています。

そして何より良いことは、私自身、お金の心配をせず、来院する患者さんの治療に集中できるようになってきました。〝自分の満足できる〟〝患者さんに喜ばれる〟医療を提供できるのです。血の吐くような思いで取った道ですが、その結果、二度と得がたい素敵なスタッフ、患者さん、友人、知人、そして家族が私の周りにはあふれています。

成功をしているように見える私ですが、最初からこのように順風満帆な医院経営ができていたわけではありません。今回の共著者である歯科マーケティング・コンサルタントの伊藤日出男氏に経営のノウハウを教わりながら、試行錯誤、四苦八苦しながら5年間やってきました。

私たち2人の5年間はまさに登山のようでした。わざわざ一度谷の底に降り、谷の底から上ってきたら、また高い山を登らなくてはいけないの繰り返しです。

最初は2人でザイルを背負い、上ったり降りたりしていましたが、徐々にスタッフにもザイルを背負ってもらい、さらには患者さんやその他の人たちも参加してくれている、そんな感覚です。人事の問題、資金の問題、理念の紆余曲折、スタッフや患者さんの離反、いろいろなことがありました。

そして、現在やっと自分の方法を見つけ、独自のアレンジを開始し始めています。私の目指す山はいまだ未踏峰ですが、開業前1年と開業後5年のウォーミングアップで「登りきれるかもしれない」——そう思えるようになっています。

政権交代によって、長い間続いてきた自民党政権も終焉し、アメリカではchangeが社会を揺るがしました。何よりも日本の歯科医療業界自体が過渡期を迎えています。過去の手法では通用しなくなり、新しい波が押し寄せてきています。その中で多くの歯科医師が、経営で、診療で、思い悩んでいることが多いのではないでしょうか。

本書では、伊藤氏とともに、これからの歯科医院経営に必要な考え方・手法を追求してみました。私の実践を踏まえ、ぜひ歯科医師に院内を見直し、外に出て行くことで、よい治療を患者さんに提供していただきたいという思いから筆をとりました。読者の皆さんの医院経営に、少しでもお役に立つことができれば望外の幸せです（2章の★マークは、1章に関連した内容となっております）。

平成22年6月5日

五條歯科医院院長　五條　和郎

第1章　医院開業の現実を見つめる　～5年間の軌跡～／13

第2章　医院開業5年目までのルール ～コンサルタントの視点からチェック～／55

第1章

医院開業の現実を見つめる
～5年間の軌跡～

1 出発点は挫折——鬱病から立ち直った開業前夜

私は現在、神奈川県横浜市金沢区でユニット3台、歯科医師2名（他に非常勤3名）、歯科衛生士2名（他に非常勤2名）、受付スタッフ1名、歯科助手1名で構成する五條歯科医院を経営しています。ここは、横浜駅より電車で約20分という、郊外の住宅地にある小規模なクリニックです。

開業5年目。「正しい情報提供を行うことで顧客の健康を守る」ことをミッションに掲げてみたものの、経営者の視点から見れば、状況はけっして楽ではありません。しかし、経営の安定化・効率化をはかるための試行錯誤を繰り返しながら、とりあえず「まずまずの線」には達しつつあるのではないか、そのように判断しています。もちろん、経営をより安定させるためには、まだまだいろいろな手を打っていかなければならないと、自分に言い聞かせています。

同時に、私自身、歯科医師として純粋に目指したいものがあります。

それは「自分にとっての理想の医院づくり」を実現したいという目標です。そのための仕組みづくりを、今、四苦八苦しながら模索しているところです。

歯学部には入ったものの、そもそも私は、臨床志向・開業志向はありませんでした。大学卒業後、大学院にすすみ、専攻は解剖学で、大学院を卒業したら、そのまま大学に残り、研究者の道を歩みたいと思っていました。

高校時代の憧れは歴史学者でした。人と交わることも嫌いではありませんでしたが、それ以上に、机の前に座って何かをコツコツ研究することが性に合っているタイプでしたから、大学院にすすむことは、当然のことと思っていたのでしょう。

しかし、大学院で歯科の研究生活を送っているうちに、だんだんと「これでいいのか」と疑問が湧いてきました。

「歯学部で基礎医学を研究するのもいいが、自分の研究活動から得られるであろうと予測される成果と、歯科医師として臨床の世界で行えるかもしれない社会貢献とを比べると、どちらが大きいのか？」

それを自分なりにシミュレーションしてみると、どうも後者のほうが大きいのではないだろうか。そんな気がしてきたのです。

これには、大学院時代にアルバイトさせていただいた郊外の医院が、歯科衛生士さんの活躍している地域密着型のクリニックだったことも影響しています。

当時の歯科界は、まだ補綴中心の保険治療が主流でした。一方で、予防歯科を中心とする、地域医療の構築を目指す動きも活発化し始めていました。研究者生活に疑問を持ち始めていた私にとって、バイト先で出会った、地域の口腔の健康に寄与できるファミリーデンティストの世界は魅力に満ちていました。それが歯科医師としての私の原点です。

かくして、まずは勤務医として都市部で歯科医師生活をスタートさせることになりましたが、現実の厳しさにいきなり直面します。勤め先で待っていたのは、結局、補綴中心の治療だったのです。

しかも、勤めた先は自費の患者さんを中心に扱う医院。少数の患者さんを相手に、売上ノルマを達成するため、不必要と思われることもしなければなりません。そうした治療が患者本位の診療とはとうてい思えない私は、そこでは無能者でしかありません。

技術も人間性も教わった良い環境で感謝しきれないのですが、ノルマが上がらないために給料は低い、結婚して子どもが生まれたばかりなのに、おむつ代も満足に稼げないといった状態。アパートの家賃を払ったら家計費はほとんどなく、月の小遣いが千円という日々で、妻が買ってくる惣菜はスーパーの見切り品ばかりです。私はついに鬱病になりました。

当然、仕事にも手がつかなくなり、藁をもすがる気持ちで院長に相談したところ、「辞めていいよ」のひと言でした。私は失業者になったのです。その頃の私は、世間知らずの甘い感覚の持ち主でした。自分の選択の甘さを責めるのではなく、人のせい、世の中のせいにしてしまうほど屈折した人間になり下がっていました。

ワーキングプアの歯科医師の話や、歯科医院の倒産に関するニュースなどを耳にするたび、私はあの苦しかった頃を思い出します。なにしろその後しばらく、私は妻の働きだけが頼りで、自分には子守りしかやることがないという日々が続いたのです。

そんなある日のこと、公園のブランコで揺られながら缶コーヒーを飲んでいた私の頭に「開業」という文字が浮かびました。とはいえ、迷いました。失業者の自分に開業資金などありません。開業するには、実家で歯科医院を経営する父に頼るしかありません。

父の後を継ぐ道もあったのに、肩肘張って研究者の道にすすんでいったのです。その道を全うするならまだしも、途中でそれをあきらめて臨床の世界に飛び込み、そこでも現実に直面して、あえなく挫折した息子が、結局、親の援助を頼る……。こんなに情けなく、甘いシチュエーションもないでしょう。

でも、このままではすべてが共倒れです。

親に頭を下げることでプライドはさらに傷つくでしょう。しかし、家族をきちんと養い、歯科医師としての居場所を築くためには逡巡など許されません。

「自分の医院を開業し、最後の勝負を賭けるしかない」

そう決心した私は、せめて開業の頭金だけでも貯めようと、再就職するとともに、開業に向けた勉強を猛然と始めたのです。

2 開業にあたって〝資金の話〟は避けられない

息子の私がいうのもなんですが、私の両親はかなりの〝ビジネスマン〟です。田舎から出てきて、保証人もなく歯科医院を開業、息子を歯科大に入れ、60歳でハッピーリタイアメント。たぶん、世の中からうらやましがれる人生だと思います。

両親からの教えは二つ「自分より弱い立場の人に親切にしなさい」「将来が広がる仕事をしなさい」。一つめはよしとして、二つめの「将来が広がる……」は、この歳になるまではわからずに過ごしてきました。両親ともに診療をコツコツとしてきたことから「地道に仕事するということかな」などと高校時代は思っていました。

10年後、20年後を見越して、周囲の人に良い影響を与え、自分も周囲の人も幸せになれる。その結果、周囲の人から自分を引っ張ってもらうことができるようになる。そういった仕事をするべきだと今は理解しています。ビジネスマンは1日にしてならず、といったところでしょうか。

そんなビジネスマンの息子に生まれながら、甘い環境に浸っていた私は、開業の決心とともに大変な現実を知ることになりました。

「お金がない」

幸い、時間はたっぷりあります。喫茶店に入るお金のない自分には、近くの公園が思考を深める一番の場所です。公園では、まず自分の将来図を描くことから始めました。

31歳の自分が２０３３年には60歳を迎えること、子どもがその頃には30歳になっていること、親を介護しているだろうこと。

さて、そのとき私は両親と同じくハッピーリタイアメントはできるのでしょうか。もしかしたら、子どもが歯科大学に進むかもしれません。家も建てているでしょうから、住宅ローンもあるでしょう。でも、まずはゴールを決めないとスタートはできないので、60歳定年を自分に課しました。よくよく考えれば、その歳では老眼もすすみ、形成もままならないかもしれません。後進に道を拓くのも「将来に広がる仕事」です。約30年の返済期間が設定されました。

では、返済期間30年で、どのぐらいの生活費がもらえるのでしょう。そのときもらっていた保険なし、保障なしの20万円に届かない給与よりは欲しいところです。

勤務先の院長からは「保険収入１５０万円、自費収入１５０万円が開業の最低条件」という言葉を聞かされてきました。各種データを見ても、一般的な歯科医院の収入が年間３６００万円であることから、月３００万円の売上げは必要です。そのうちどのくらいが自分のところに残るのかは、税務上の経験則で20％が材料費、40％が人件費（内50％が経営者に)、10％が家賃、10％が教育・広告費など、10％が水道光熱費などの医院維持のため、そして残りの10％で借金や税金を払っていく(詳しくは和仁達也氏の書籍を参照)。

以上のことから、生活費60万円、家賃30万円以内と指標ができました。もちろん、60万円を丸まる使うわけにはいきません。〝何か急に入用になったときのために半分は残しておこう〟――そう考えることができたのは、この時期があまりに危機的な家計だったからかもしれません。

歯科大学を出るのに数千万円かかって、さらにその後は修行に明け暮れ、手元に残るのは30万円、いまどきのサラリーマンなら30歳で給料がとまっているのも同然です。これはかなり気を引き締めなければ、残ったのは「借金だけ」なんてことになります。飲食店などサービス業でありがちなのは、開業当初はお客さんが並んでいたけど、1年経ったら閑古鳥が鳴いているという状態です。

歯科医院もサービス業の一種です。そんな感じになるに違いない、そう思うと背筋が寒くなってきます。コンビニエンスストアなどフランチャイズ経営では、1年で投資が回収できる状況でなければ開業しないというのが鉄則です。そうすると300万×12ヵ月＝3600万。保険収入は2ヵ月遅れますから、借金は3千万円に抑え、堅実にいくのが自分の身の丈に合った診療スタイルと考えました。

「最初は小さく、大きく育てるんだ。でも、大きく育てなくちゃ、リタイアも借金返済もできないぞ。確か、オランダの先生がリタイアするとき、医院を売り払って大金持ちになったから、世界旅行していたな。そうか！　医院の価値を上げれば、それでハッピーリタイアできるぞ」

でも医院の価値ってなんだろう、今の社会で必要とされているもの、望まれているものはなんだろう、痛みをすぐ取り除くこと？　きれいになること？　食事が摂れるようになること？　職人芸のような技術を磨くこと？　１００人いれば１００とおりの自分の価値を見出さなくてはなりません。

自分の将来の顧客にとって一番良いことはなんだろう。

私の経験上、患者さんに無理やり自費をすすめ、補綴に頼った治療中心のスタイルは、ネガティブなものだととらえていました。自分より知識のない弱い立場の患者さんから、なぜ無理やりお金を取らないといけないのだろう。もっと歯科の重要性を理解してもらい、必要性をわかってもらえたらいいのに……。

結果、今までと対極にあるもの、歯を残す、患者自身で治してもらう、情報を提供する予防中心の診療所を良いものと考えるに至りました。

「歯を残せる、これほど患者さんが望んで患者さんのためになることはない。予防歯科で医院の価値を生みだそう。患者さんに歯を残せて、お金が入る。これほど良いＷＩＮ－ＷＩＮの関係はないはずだ」

しかし、30万円の家賃で初期投資3千万円の予防歯科は可能なのでしょうか。その頃集めた、開業の本を読むと「1億円は投資しないと良い予防歯科はつくれない」という言葉があちこちに散らばっています。3千万円で自分の夢を実現し、社会に貢献できる方法はないのか？　こればかりは途方に暮れ、思考が停止してしまいました。

情報がほしい、アドバイスがほしい、歯科専門のコンサルタントがほしい、そんな思いでいっぱいでした。数あるコンサルタント本の中で目にとまったのが、本書の共著者である歯科マーケティング・コンサルタントの伊藤日出男さんでした。「この人なら自分にあっていそうだ」という、タダそれだけの理由で伊藤さんに会いに行くことを決めました。

「60歳にリタイアしよう」
「借金は1年で回収できる額にしよう」
「患者さんと自分のために予防型の診療室づくりをしよう」
「ひとりで考えてもわからない、専門家を頼ろう」

4つのことが私の中で決まりました。

周囲を見渡すと、もう日も翳《かげ》り、肌寒くなってきていました。やっぱり、お金の教育を受けていない歯科医師には、開業は無理なのかななどと思いながら、借金の額にヒヤヒヤ、開業の夢にワクワクしながら帰途に着いたのを覚えています。

3 開業とは「場所選び」だと知った

五條歯科医院の立地する横浜市金沢区（釜利谷地区）は、三浦半島の入口に当たります。最寄り駅・金沢文庫（京浜急行）を出ると、目の前に傾斜地が迫っているような、起伏の激しい土地です。

当院は金沢文庫駅から徒歩20分くらい。４つの丘陵に挟まれた谷間の、幹線道路沿いのビルの１階にあります。周辺でファミリーレストランが数軒営業しています。

この物件を紹介してくれたのは歯科材料店でした。安くていい物件があるという触れ込みで見に行ったものの、私には当初、その「良さ」がわかりませんでした。

新規開業しようと思っている自分には、なんとも寂しい場所でした。日を別にして、数人の歯科医師の先輩に見てもらっても「なんだかな」という意見ばかり。

材料店のすすめる理由も、物件の賃貸価格が安いこと以外には、付近に他の歯科医院がないことや、人口急増地区だからという程度でした。素人でもわかりそうな大雑把なもので、納得のいく根拠があるわけではありませんでした。

街道を通過する車の量は多く、ランチタイムや夜間には、ファミリーレストランも混み合います。しかし、日中の歩行者はあまりいません。何よりも駅から遠いのです……。それらのことを総合すると、とうてい歯科医院の立地に適した場所ではないように思われました。

ゆくゆくは予防歯科を中心に、地域の人びとの口腔の健康を守るファミリーデンティストになりたい、その目標を実現するには、まず駅前のような人通りの多い場所が最適だ、と私は考えていました。駅前なら商業施設も多いし、通学や通勤のために多くの人が行き来するのが予想されます。バスの乗降客がもっとも多いのも鉄道の最寄り駅です。

さらに、どうせ開業するなら、生まれ故郷の横浜に近い場所がいいし、なおかつ温暖で陽光の明るい場所がいいとも思っていました。そのような観点から、三浦半島も含めた湘南方面に、漠然としながらも照準を絞っていました。

横浜市金沢区そのものの位置は、三浦半島の入口で、確かに希望の範囲内でしたが、それ以外の要素については、私にとってピンとこないものばかりでした。それでも、結局は、ここに歯科医院を開くことにしました。決め手は伊藤さんのアドバイスでした。

私は以前から、裏づけデータのあるマーケティング理論を駆使した、伊藤さんの著書に共感していました。伊藤さんの予防歯科を中心に据えた歯科界への説得力ある提言は、挫折からの立ち直りを期して開業を決心し、ファミリーデンティストを目指していた私には、心強い援軍と思えたのです。

そして、初対面からしばらくして、思い悩んでいた横浜市金沢区の物件について、伊藤さんに相談しました〔図表1〕。

伊藤さんは、物件の地図を見てすぐ「ここはいいですよ」といってくれました。

意外に思った私に、伊藤さんは次のような理由をあげたのです。

第一に、駅から遠い代わりに、幹線道路が何本も集合する「辻」になっていること。

第二に、駅へ向かう道は限られているが、丘陵地帯にある辻というのは、周辺住民がどこへ出かけるにしても、必ずといっていいほど通らなければならない道筋であること。

第三に、そこに趣味のいい、イメージキャラクター的な看板でも立てれば、非常に目を引くこと……などです。

伊藤さんはさらに後日、物件の周囲を踏破しながら各種のデータ分析を行うエリアマーケティングを実施して、今の物件がいかに面白い場所であるかを、理路整然と裏づけてくれたのです。

場所選びに、ついつい自分の夢と重ねてしまうことがあります。夢は場合によっては無謀なこともあります。無謀な破壊の道をすすまないで済んだのは、次の二つのことが幸いしたと思っています。

〔図表1〕　横浜市金沢区の物件エリア

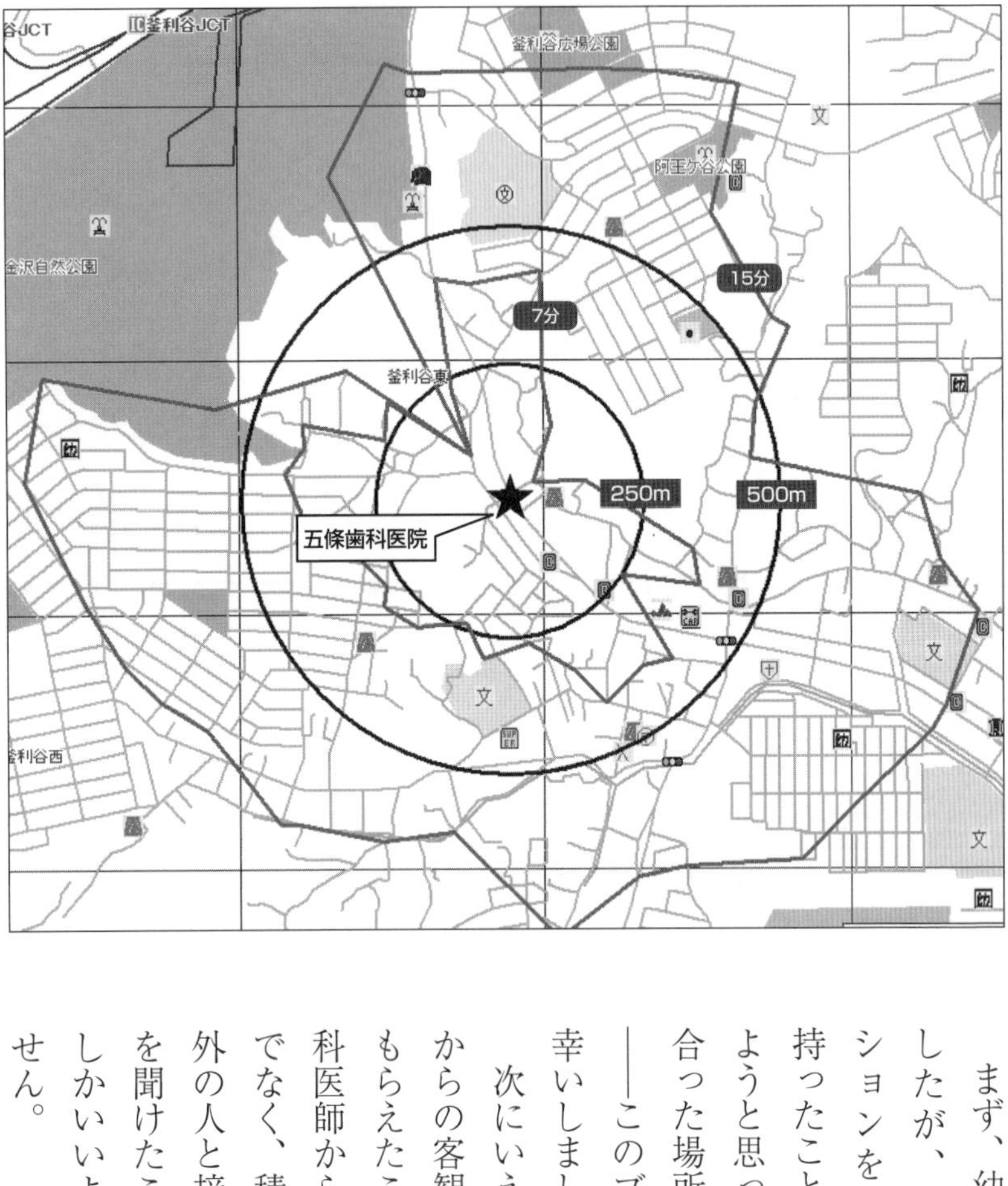

まず、幼稚な内容でしたが、自分のミッションをしっかりと持ったこと。予防をしようと思ったらそれに合った場所を選ぶこと――このブレのなさが幸いしました。

次にいえるのが、外からの客観的な判断をもらえたことです。歯科医師からの意見だけでなく、積極的に業界外の人と接触し、意見を聞けたことは幸運としかいいようがありません。

4　情報にお金を払うということ

五條歯科医院の開業候補地（横浜市金沢区）の立地に関する相談を本格的にした時点で、私は伊藤さんとコンサルティング契約を交わしました。

この事実は、情報やアドバイスを提供してもらうことに対し、私が対価（お金）を支払う約束を結んだことを意味します。

開業前の身の上、ましてや開業資金もままならない状況では、コンサルタントと交わす年間契約の額は、けっして安いものではありません。税務会計事務所の顧問料くらいの額でしょうか。しかし、私はその契約料が「高い」とはまったく思いませんでした。

といって、コンサルタントと契約したから、開業もうまくいくだろう、その後の経営もうまくいくだろうなどという幻想は、今も持っていません。どんなに有益な情報やアドバイスをコンサルタントから提供されたとしても、それを活用できるか否かは結局、自分次第だからです。たとえば、先方から提案され、こちらが了解した案件でも、最後まで完了するのは半分です。なぜなら、あくまでも相手はコンサルタント。当方の経営に責任はまったくありません。本気でやりたいことなら、動いてくれるまで何度も院長自身、コンサルタントに働きかけをする必要があります。

また、価格に見合った、あるいはそれ以上に価値のある情報が得られるだろうと踏んで決心したというのとも、少し違います。もしかしたら、ほとんど有益な情報は得られないかもしれない可能性もあるからです（またはガセをつかまされるかもしれません）。

重要なことは、そういうことではありません。ここで、もっとも重要だと思ったのは、情報を得るのにお金がかかるのは当然だという考えです。これは、歯科医師としてのその人のスタンスを明確に分ける大切な要素です。

経済史では、家内制手工業、問屋制家内工業、工場制手工業、さらにはオートメーション化へと発展していきます。21世紀、オートメーション化も終了し、情報化時代を迎え、Web2.0とともに成熟し、次の時代を模索し始めています。それは、人類が世の中の動きとともに常に新しい情報を仕入れ、自らの環境を変えることによって進化していくプロセスそのものといってよいでしょう。

保険医療による補綴中心の歯科開業医の世界は、システムとしての機械化が誕生する以前の「家内制手工業」的な形態に近いといえます。外部からの情報を仕入れることや、情報に刺激されて自己改革をする必要もありません。なぜなら政府の指針に沿って、治療を行っていけばよいからです。患者さんからの注文があれば修復を行います。注文がなければ注文がくるのをひたすら待つ世界です。

家内制手工業は別名「三ちゃん商売」といわれます。爺ちゃん、父ちゃん、母ちゃん（あるいは父ちゃん、母ちゃん、兄ちゃん）が自宅内でほそぼそと手間仕事をこなすイメージです。保険診療中心の医院では、歯科医師1名・スタッフ2名程度であることから、まさに三ちゃん商売のままです。

歯科開業医の現状は、一部の意識の高い人たちを除けば、基本的に進化していません。事実、私も開業当初は妻と二人三脚、泥をすするような地道な顧客開拓をしてきました。家内制手工業そのものです。歯科医師が開業の相談をしようと銀行に行っても、ほとんど相手にされないのは当然です。経済史から取り残された産業なのです。

まだ開業5年目でしかない若輩の私が、たった3千万円の元手で開業し、現在のところ毎年増収増益を続けていられるのは、共著者の伊藤さんをはじめ、多くの人が外との接触を、私の代わりにしてくれ、情報を提供してくれたからです。私はこれからも顧客のために、増収増益を続けて、医院の経営を磐石なモノにするつもりです。

そのために、開業当初のような歯科医療コンサルタントからの情報を活用するだけでなく、顧客からの直接的な情報はもちろん、異業種からも情報を得る努力をしています。

情報社会も必ず終わりがあります。次にくるものは、まだわかりませんが、顧客への責任を果たすためには、常に外を見る努力が開業医には必要です。その努力のひとつが、情報を得るためにお金を払うことなのです。

5 経営の安定化、採用問題で試行錯誤の日々

2005年10月1日、待望の開業を果たしました。

伊藤さんには、開業前のマーケティングリサーチだけでなく、これから顧客になってくれるはずの地域住民に向けた情報発信もいろいろとしてもらいました。診察室にはユニット2台（内1台は中古）が入り、明るい待合室もできました。最初のスタッフは院長である私、歯科助手1名、受付には苦労をかけた妻が座ってくれました。

準備は万端です。万端でないのは、院長1年生である私の精神状態だけでした。

はじめは、とにかく近隣の方たちに自院の存在を知っていただくのと、経営を軌道に乗せることをメインに考えていました。そのため、治療も修復を中心に行っていました。目標だった予防については、種まきのようなつもりで、修復を終わった人たちに声をかけながら、じわじわと増やしていく作戦をとりました。ブラッシング指導も院長自ら30分から1時間かけ、なぜ医院をつくったのか、なぜこのようなスタイルをとるのか、患者さんに説明しながら知らせる努力を続けました。

正社員の歯科衛生士を採用し、本格的に予防へシフトし始めたのは、開業2年目を迎え

ようとする頃でした。待望の歯科衛生士も入り、医院体制が整い出した2年目から患者数は上昇傾向にありましたが、5年もの間、苦戦したのがスタッフの採用と定着化でした。

募集に対しても手をこまねいていたわけではありません。場所柄、駅から遠いこともあるため、給与も他の医院よりも高めにしました。ボーナスも売上げに対し比率を高め、希望に応えたつもりです。福利厚生は開業当初、十分とはいえませんでしたが、3年目からは年金などを含め、見直しました。それでもなかなか人は集まらず、集まっても辞めてしまうケースが続きました。

スタッフが早く辞めてしまう原因は、本人の個人的な要因を除けば、おそらく私が、多くを望みすぎたのでしょう。ＯＪＴ（on the job training）が主な教育方法である歯科医院において、治療をメインにこなす歯科医師が、教育もし、新人に高度な自主性と啓発を求めることに無理があります。長期雇用には院長のビジョンと余裕が必要です。

もう一つは、若手歯科医師や歯科衛生士の採用希望者の非常識さに呆れ続けたこと。端的なのは履歴書です。

採用に当たっての履歴書の重要さはいうまでもありません。履歴書は、その人のこれまでの人生の履歴が書かれるべき書類です。採用する側の私にとっても、手に取るときには襟を正し、丁重に拝見すべきものだという考えがありました。

いかにその医院に就職したいかについて、全身全霊を込めて書いた履歴書です。絶対におろそかに扱ってもらいたくはないはずでしょう。ところが、若手歯科医師や歯科衛生士たちの持ってくる履歴書がかなりの率で「どうしようもないもの」だったのです。

ある若手歯科医師の履歴書はこうです。○○高校卒業、××大学入学、同大学卒業、国家試験合格、普通免許所持、以上——。自分が何者で、どのような歯科医療を目指したいなどといった、歯科医師の履歴書なら必ず入っていなければいけないものがまったく書かれず、学歴の上っ面だけ書いて「以上——」なのです。

ある歯科衛生士は、写真欄にどこかのリゾートで撮ったのか、遊んでいる最中のスナップ写真が貼っていました。何年前に撮ったのかと思うような、いかにも古びた証明写真が、何度も使い回されたとおぼしくシワだらけの状態で貼ってあるものもありました。

こうした例が、ごく普通にあるのが歯科の実情です。学歴・職歴についても推して知るべしです。前述の若手歯科医師に毛がはえた程度の記述しかありません。アルバイト志望の学生だって、もっと気の利いた履歴書を書くことでしょう。

何よりも、そうした歯科医師・歯科衛生士の履歴書には、自分がこの道のプロフェッショナルとして生きている（生きていきたい）という自覚がまったく感じられないのです。どうしようもない履歴書が多いという事実からは、彼らもまた現在の歯科界を、家内制手工業のレベルの枠組みでしかとらえていない、という現実が透けて見えます。

プロフェッショナルが顧客にとってヒーローとなるためには、明確なストーリーが必要です。「○○高校卒業、××大学入学、同大学卒業、国家試験合格、普通免許所持」というA歯科医師と「××大学卒業、歯科医師、認定医、○○先生予防歯科セミナー受講」というB歯科医師、「留学経験から欧米では予防教育、情報提供によりむし歯が減っている事実を知り、北欧の技術を利用した予防技術を磨く。歯を失わないようにすることで、健康も維持し、豊かな生活を提案できるという考えから、院外活動にも力を入れ、予防を啓蒙することに力を入れている」というC歯科医師。

あなたは、院長として、患者さんとして、そして顧客として、どの歯科医師を選びますか？　専門家として生きていく上で、必ず仕事に対する情熱があるはずです。それを自分の顧客に対し（雇用者も含む）明示できないのは、顧客に対して失礼だと思います。

与えるものがないのに、お金だけとるのはアンフェアです。明示できないのは必要性がないと思っているのか、必要性がわからないのか。どちらにしても、周囲の人に良い影響を与え、自分も周囲の人も幸せになれるような「広がる仕事」はできないはずです。

先にも触れましたが、開業初期のこの頃の私には、スタッフを育てるのにＯＪＴによる方法しかとっていませんでした。ですから、私の思うところの〝よい人材〟を求めて人材雇用をしていたのは事実です。結果はまったく人が入らず、苦労をした時期を過ごすことになりました。しかしながら、この経験が人物眼を育てるよいステップになったと私は信じています。採用が一番悩み、苦しんだ経験です。

6 予防歯科への特化に向けた「絞り込み」の開始

伊藤さんをはじめ、他の業界の経営者の人から、理想を追求するなら、そのための「絞り込み」を行っていかなければならない、といわれてきました。私自身、その必要性は開業2年目、3年目とすすむにつれ、次第に強く感じるようになりました。

その転機は〝人員不足〟と〝患者さんからの支持〟という外部要因から生まれました。うれしいことに患者さんから多くの紹介をいただいて、順調に顧客を増やすことができました。

ところが、私のキャパシティを超えるような事態が起きてきました。数十分待たせたり、十分な治療をせず終了にしてしまったり……。本当に自分がしたかった治療とはかけ離れてきてしまい、どうにか解消しようと、人員増を試みるものの、スタッフも増えずジレンマに陥っていました。

私としては、ヨーロッパでいうところの家庭医のように、自分が関与する範囲は予防と、予防を始める前提の修復ぐらいにとどめたいのが本意です。そしてお寺や教会のように、いつ行っても、心のやすらぎが保てる空間にしたいのです。

というのも、現代の歯科医療は非常に高度化しており、インプラントも審美も顎関節症も診れば、再生もやるというような万能型の歯科医師というのは、逆に得意分野がないことの裏返しにも思えるからです。

ですので、家庭医の能力以上の治療が必要な場合には、それぞれの得意分野を持つ医師たちと連携（ネットワーク）し、そちらでの受診をすすめるような形にする、それが理想的なあり方だと考えています。実は、そのような連携を同一医院内でできたらいいな、という気持ちもあります。つまり、違う得意分野を持つ歯科医師数人で医院を持ち合い、ユニットをシェアしあうのです。医療従事者も患者さんも高度になりすぎています。お互いにやすらげる関係が理想ではないでしょうか。

そのような理想のためにも、患者さんのためにも、医院の能力も「絞り込み」させ、患者さんも「絞り込んでいくもの」と考えていました。

そして、ついに４年目から、五條歯科の体制を、本格的に予防歯科をベースにした形に向けて、絞り込んでいきました。つまり、すべては予防歯科を中心に据えた体制づくりの一環です。そのために２つのことに集中することにしました。

ひとつは、予防歯科をベースにするために、まず車の両輪として働いてくれるもう１人の主役、やる気があり、しかも優秀な歯科衛生士をはじめとするスタッフの協力を得ることです。

当院は予防でやるといいながら、2年目にようやくやる気のある歯科衛生士を医院に迎え入れることができたという背景がありました。

それまでの歯科衛生士はパートではいましたが、基本は介助業務が主で「予防処置はとても……」と本人も及び腰でした。子育てを終え、仕事に復帰しようとした彼女にとって、医療現場の改変は、まるで浦島太郎のようだったに違いありません。

次に入局したのは、新卒の歯科衛生士。大学ではすでに介助業務よりも予防処置に力を入れ、教育を受けた世代です。新卒の彼女が入ることで、より予防歯科の傾向を加速できるようになりました。現在は、スタッフ体制も試行錯誤しながら、患者さんに医療を提供できる形になりつつあります。


もうひとつ、予防歯科をベースとする体制づくりにおいて、歯科衛生士の存在と同じぐらい重要なのは、地域との強い結びつきを強化することです。

予防歯科はいわば口腔の健康管理です。昨今クローズアップされている「かかりつけ医」的な、地域の患者さんたちとの密接な結びつきがなければ成り立ちません。

自分の場合でいえば、開業から4年の歳月で、地域に暮らすたくさんの患者さんと知り合うことができました。

その患者さんたちを通じて、今では釜利谷地域の人びとのことに関しては、知り合い関係を何人かをたどれば、「ああ、あそこの○○さんのお孫さん」というように見当がつく、そんな状況になりつつあります。しかし、すべての患者さんのバックグラウンドを覚え、活用していくには人間の能力の限界というものがあります。

それを補う方法のひとつとして、自分のシンパを絞り込むという手法を開業3年目にとることになりました。予防処置をすべて自費にするということです。

私たち五條歯科医院を信頼しているシンパの患者さんならば、年間1～2万円程度の出費はしていただけるはず、そう考えました。「患者さんの健康を守ることが自分たちの責任である」を明確にするとともに、患者さんの絞り込みを開始したのです。

その結果、それまで自費率が30％だったものが、50％に上昇し、売上げも20％上昇しました。患者数は横バイですが、新患者数は月50人だったのが、30人に減少しました。この現象は医院のスタンスが認められたものと考えています。

私の医院が患者さんから、

「かかりつけ医にするなら五條歯科医院」

「五條歯科医院に行っていれば口の中の健康管理は安心」

といわれるようになるためにも、この絞り込みは将来にわたって続けていきます。

7 「チーム医療」の要としての「受付」改革

自院の当面の目標は、予防歯科をメインとした診療体制を構築するということです。予防歯科をメインとしていくには、予防歯科に取り組める環境づくりが必要です。内部的にはまずスタッフの問題があります。

少なくとも院長である私と車の両輪のような形で、予防歯科を担ってくれる腕とセンスのある歯科衛生士が必要です。さらに歯科助手、受付スタッフも含めて、予防歯科をメインとすることへの意思統一がなされていなければなりません。

そのために、前述のように、スタッフの採用には非常に気を配ってきました。もちろん開業当初は、そこまで考えて採用する余裕はありませんでしたが、2年目に歯科衛生士を初めて採用する頃から、予防を常に意識しながらの人材探しをしてきました。

歯科衛生士だけでなく、歯科助手や受付スタッフの採用についても、予防歯科をメインとする診療体制をいつか一緒に構築していけるような、そんな人材を想像してきました。

具体的には、入社説明会などのセミナーを開く、入社前に面接を行う、新入社員の親御さんにも医院の説明を行うなどです。時間も費用も並のかけ方ではありません。求人費用は、院長を含めスタッフの研修費用であり、自己研鑽のために必要な費用です。

歯科衛生士に関しては、開業2年目、3年目と納得のいく人材を得ることができました。歯科助手も出入りはありましたが、いい人材に恵まれています。通常は、いい歯科衛生士と歯科助手に恵まれたら、それで満足するところです。しかし、私はチーム医療を実現するためには「受付」のあり方こそ、もうひとつのキーポイントと思っています。

単に来院する患者さんの受付をし、次のアポイントを決め、カルテを管理するというだけの受付では意味がありません。予防歯科をメインとして、必要最小限の人数で行うチーム医療は、すべてのメンバーが一個のプロフェッショナルとして積極的にかかわりあい、連携しあいながら行われる必要があるからです。

誰かが誰かの補助をするのではなく、それぞれが自分の仕事をプロとしてこなしながら、その仕事の結果がチーム全体の仕事の相乗効果にもつながる——そんな形が理想です。

こうしたチーム医療に不可欠な受付の仕事について、私が求める役割には複合的なイメージがあります。そのうちのひとつが、たとえばアメリカの診療所・歯科医院などの小規模医療施設を支えるマネージャーのイメージです。あるいはホテルや百貨店などでお客様の窓口となり、あらゆる要求に応えるコンシェルジュのイメージも重なってきます。

自分の所属する組織の業務の流れをすべて把握するとともに、その業務に精通し、顧客のあらゆる要求（クレームも含め）に対応・処理しながら、それを各部門に周知徹底して、みんなの共通認識とする——これが、私の理想とする受付スタッフです。受付スタッフは各職種の通訳であり、リーダーのビジョンの伝達者であることを私は望んでいます。一般的な歯科医院の受付に、そこまで要求したら非常識となります。

でも、私はこの職務を単なる受付とは考えていません。今までの歯科医院にありがちな年長の歯科衛生士にリーダーの補佐をさせるスタイルは、「予防歯科」を視野に入れた現在の医院では、歯科衛生士の荷が重すぎます。歯科衛生士の仕事をもっと効率よく、患者さんによりよい医療を提供するためにも、受付のマネジメント能力は必要です。

そこで、私はこの人材を「外部」から求めることにしました。外部とは歯科業界以外からの人材発掘です。つまり一般向けの募集をかけたのです。条件は一般4大卒の女性。マネジメント志向の4大卒の女性に、一般企業のマネジメント部門の就職試験を受けるのと同じような気持ちで、五條歯科医院に入ってきてほしいと思いました。外の空気を入れることで、歯科業界にどっぷり浸かっている私たちよりも、より一般社会に近い感覚をもって患者さんとかかわってくれる、医院運営をより円滑にしてくれる、と信じた結果です。

もちろん、一般企業のようなマネジメント部門があるわけではありません。企業にたとえれば社員数名のベンチャー企業＝勢いのよい零細企業です。歯科医院は、メンバーの各自がプロの技量を持ち、目標に向かって役割分担する特殊な環境です。

日常、外部と接する窓口も患者さんだけという歯科医院の環境の中に、外部から清新な風を持ちこんでほしい。そして、業界の勉強をしながらも、せっかく持ち込んだ外部の風をなくさずに、新しい発想でみんなをつないでほしい――そんな人材が受付の席にいたら、歯科医院の窓口に対する、患者さんの持つ固定観念も、きっと改まることでしょう。

そのような思惑で入ってもらったものの、1人目の受付は1年半で辞めてしまいました。原因は、理念・理想に合った業務を明確に提示できなかったことです。私としては、試行錯誤のつもりで、よりよい医院づくりのために発案・実行したのですが、スタッフとしてはリーダーシップのなさを感じたに違いありません。

たとえば、メインテナンス管理を、あるときは受付、またあるときは歯科衛生士と指示を二転三転させました。また、仕事をしやすいように動いてもらいたいと思うがあまりに、報告・連絡・相談を強要し、スタッフの自発的な行動を阻害してきたきらいがありました。ベンチャー企業のように、仕事を任せてもらえると感じて、胸膨らませてやってきた彼女にとっては、大変苦い思い出になったと思います。

外部の血を入れることは、院長の成長にとって大変有効な方法です。私の場合は、一般社会との違いを学び、組織の長としてどう調整・指導したらいいのかを考えるキッカケになりました。歯科技術のセミナーを受けるよりも、よっぽど成長できる投資といえます。また、院内スタッフにも多くの刺激を与えました。外部の血液を医院に取り組む試みは、これからも続けたいし、場合によっては外に出す必要もあると信じています。

8 ビジネス優先か医療優先かのせめぎあい

ビジネスモデルとしての予防――という視点から、予防歯科医療には医院の大規模化が不可欠という見解があります。

確かに、ユニット3台の小規模医院で行う予防歯科中心の医療というのは、採算ベースで考えると、なかなか難しいものがあります。予防をビジネスモデルとしてとらえれば、大規模化への道が合理的な考え方であることは、私も頭の中では十分理解しています。

現在、当院の年間売上げは約7千万円。伊藤さんからは、これをなんとか1億円に持っていくように、というアドバイスもしばしば受けています。

本格的な予防歯科中心の診療体制に重点を移すことを急がず、当面は修復を中心にして売上げを伸ばす、その基礎固めが終わってから、予防重視へのシフトに本格的に取り組んでも遅くない、ということなのでしょう。

伊藤さんの売上増という意見は、まさに正論だと思います。しかし私は、現段階での医院の大規模化や、今以上の売上増大化という意見を、どうしても受け入れることができないのです。私には、院長として、歯科医師として、大規模化への3つの問題があると思うからです。それは**技術力**（歯科医師としての良心も含む）、**資金力**、**統率力**です。

まず、「**技術力**」について考えてみましょう。

私は五條歯科医院を開業するとき、地域に深く根ざし、地域の人びとの口腔の健康管理に全力をあげて取り組むことを誓いました。地域の人びとへの自分なりのプロミスです。その実現のために、自分が責任をもってやれることに精力を傾注したいと考えたのです。それは今も変わらない、私の一貫した姿勢です。開業前に、地方で流れ作業のように仕事をしたことがあります。時には、１日10時間で60人くらいの患者さんを診たでしょうか。いろいろな意味で、法律スレスレのことをやってきました。

この経験から、すべてが自分の目の届く（責任を持てる）範囲内で行われる必要があると考えるようになりました。１時間に５人も６人も並行して、まるでベルトコンベアの流れ作業のように患者さんにあたらない――それは、私の患者さんへの約束です。野戦病院のような治療は、けっして患者さんのためにならないことを身をもって知っています。良質な技術を提供できないようでは、院長として失格と自分に戒めています。

一方で、人数をこなすことができる、かつ良質の医療を提供できる医療技術を院長は持つ必要があります。出来高制の保険診療に依存するかぎり、１日数人というわけにはいかないのです。

次に「**資金力**」です。

売上げをさらに伸ばすためには、コツコツとすすめてきた予防ベースへの移行を抑えて、修復中心にシフトし直さなければなりません。あるいは、ユニットをもう1台増やし、常勤の歯科医師を置く必要があります。

単価の低いメインテナンスを業務とする歯科衛生士を増やしても、限界があります。歯科衛生士に付加価値、たとえば自費のコンサルテーション能力がない状況なら、雇用は難しいのが私の医院の現状です。自分の希望としても、またより現実的な方法としても、どちらかを選ばなければならないのでしたら、常勤の歯科医師を1人増やすほうが、比較的受け入れやすいのは事実です。

しかし、そのためには自分の納得のいく若手歯科医師を発掘し、採用するという難事業が待っています。前述したように、これまで何度となく歯科医師や歯科衛生士の採用を行ってきました。歯科衛生士はともかく、歯科医師に関しては、未だ自分の納得できる常勤医師と出会うことができずにきています。

資金が続くならばやるかもしれませんが、人材発掘・採用・教育には並々ならぬ資金が必要になります。売上げ3千万円の一般的な歯科医院では、とうてい無理な問題です。当院でもまだまだ難しい問題です。教育・採用は医院にとっての基盤と私は信じてますので、一般の医院よりも多く投資はしていますが、大規模医院にはなかなか追いつかない額であることも確かです。

最後は「**統率力**」です。

予防歯科のビジネスモデルとして、もっとも成功している事例は酒田市の日吉歯科診療所でしょう。日吉歯科診療所では数人の歯科医師と、数十人の歯科衛生士が予防歯科を本格的ベースとした地域医療を展開しています。

日吉歯科診療所では、その方法論をＭＴＭ（メディカル・トリートメント・モデル）というシステムに集約し、それを採用すれば、他の地域の歯科医院でも気軽に予防ベースの歯科医療が実践できるようなモデルを作り上げています。

しかし、仮にＭＴＭモデルを使ったとしても、すべての歯科医院が日吉歯科診療所と同じクオリティの予防医療ができるわけではありません。そして、このクオリティを下げない最大の要因が「統率力」です。何が何でもこの方法でいく、ブレたものは一切排除し、目標に向かってフォーカスしていく力が院長には求められます。

３つの能力が揃ってからの「大規模化」と私は考えます。よく歯科医療はかけ算とたとえられますが、医院経営も同じです。技術力・資金力・統率力どれかがひとつでも欠けたら、大きくすることはできません。そのタイミングは顧客（患者・スタッフ）の支持がどれほどのものか、その一点につきますが、自院の場合もう少し時間が必要です。

9 たまっている〝ウミ〟を絞り出す！

4年の間に、採用・絞り込み・受付の改革を行ってきたわけですが、一方で、未解決のままの問題も数多く抱えながら、医院は日々、成長してきました。

その未解決になっている医院の〝ウミ〟をどう出すか、院長一人の力で動かすことに限界を感じていた頃、他業界の経営者の方が紹介してくれたのが、〝すごい会議〟というシステムでした。さっそく当院のスタッフ会議にもその手法を導入したのです（大橋禅太郎著『すごい会議』大和書房）。

多くの企業の社内会議は、少し前まで、おおむね盛り上がらないのが通例でした。それはたいていの会議が、単なる情報交換の場としてしか機能していなかったからだといわれます。あるいは経営幹部がトップダウンで、会社の方針を社員たちに伝えるだけのことが多く、会社をよくするための激論が交わされるわけではありませんでした。

たとえ意見が戦わされ、問題提起がされたとしても、問題の解決策まではその場で見出せないまま、結論は常に先送りされ、ようやく次の会議か、その次の会議で解決策が示されます（ひどいケースでは、そのままウヤムヤになっています）。解決策が示されても、それを誰が担当するかで譲り合い（責任の忌避）が生まれ、なかなか決まらず、結局、時期を逸して、問題解決のタイミングを逃す……。

〝すごい会議〟は、そうした社内会議にありがちな弊害をなくすための手法です。そして大要、次のようなルールが課せられています。

「議題（テーマ）を明確にする」

「問題点の羅列だけでなく、解決策（結論）も必ず話し合う」

「解決策を誰が、いつまでに、どのように実行するかも話し合われる」

「担当することになったスタッフは、改めてそれをいつまでに、どのような形で実現するかをみんなの前で宣言する」

「会議には必ず経営トップが出席し、会議の席上で決まったことをどのようにサポートするか、それを具体的にみんなの前で示す」

「口頭で意見を出すことや、意見を直接戦わせることが苦手な人も多いので、意見はカードに書く」……など。

つまり、1回の会議で、自分が所属する組織の問題点が参加者から腹蔵なく示され、その解決策が話し合われます。さらにいつまでに、どのように解決するかが決められ、経営トップがその全面的な支持を約束するのです。これらが本当に実行されていけば〝すごい会議〟を導入した企業が売上げをどんどん伸ばしていくというのも、納得のいく話です。

私は、この手法を自院に導入することにしました。導入するにはコーチを派遣してもらう必要がありますが、平均的な医業収入の医院にとっては、コーチングはかなりの費用負担になると思います。しかし、それでも導入する価値があると考えました。

当院のスタッフ（自分も含め）には、常々、一騎当千のスキルの持ち主（プロフェッショナル）であってほしい、あるいはそれを目指してほしいと、私は願ってきました。そのためのコーチングを院長が行えば、結局、上からの押しつけになってしまう可能性もあります。事実、とくに開業1年目、2年目には、理想を追求したい私と、その意識のともなっていなかったスタッフとの間に「せめぎあい」が何度となく生じました。

それは、今でも多かれ少なかれあります。院長とスタッフの関係だけでなく、スタッフ同士の人間関係からも生じます。とくに小規模組織の場合には、たった1人の言動が大きな波紋をひき起こすこともあります。また、胸の中に院長や他のスタッフと違う意見を持っていても、面と向かっては言いにくいという場合もあるでしょう。

そうしたことに配慮したルールが厳格に決まっている〝すごい会議〟を導入すれば、スタッフの想いも腹蔵なく出しやすいのではないでしょうか。同時に内部の問題がウヤムヤにならず、そのつどきちんと提示され、次々に解決の道がつけられていくのは、少しの停滞が大きな齟齬《そご》を生みやすい小規模組織にとって、非常に意義があることだと、私には感じました。

10 5年後のビジョンを見据える

閉塞感のある歯科業界ですが、社会に貢献できる未来像をしっかり描ければ、理想的な医療ビジネスモデルとして成功させることができるはずです。歯科業界が元気になることは、患者さんのため、自分たちのため、社会のためではないでしょうか。

ここに、○○歯科医院と個人の名を看板にしている医院があります。中をのぞくと3つの医療チームが協力して働いています。ひとつのチームは歯科医師の赤井先生、歯科衛生士の青田さん、歯科助手の緑川さんで、3人は診療室を持ち、手際よく患者さんを診ていきます。隣の部屋はまた違うチームが診療をしているようです。各チームが交代に診療することで、土日も、朝早くから遅い時間帯までやっています。おかげで、患者さんには駆け込み寺のようになくてはならない存在として、評判が良いようです。

赤井先生は処置のみに集中し、安心を与えます。今日も近所のおばあさんが赤井先生に会うためだけにきているようです。さっきは子どもの外傷、このあと訪問診療です。待合室を見ると、ブラケットがとれた矯正の患者さんが待っています。もとは、小児歯科が得意でしたが、他のチームの先生と切磋琢磨しているうちにインプラントや矯正までできるようになりました。

チームを作るのに出資したお金は3千万円程度。友人は億単位で出して、借金で悩んでいるようですが、同じ規模のものを少ない元手で使用できるので満足しています。何よりいいのは、個人でやっているわけではないので休むことができることです。おかげで、今も引き締まった体を維持できています。

歯科衛生士の青田さんは予防処置を施し、家庭での対処方法などのアドバイスを行います。青田さんにＰＭＴＣを施してもらい、お口が爽快感で満たされ、その上、会社でできない世間話で盛り上がれるといって、サラリーマンが次のメインテナンスの日を待ちわびています。

彼女たちがここに勤めてから、患者さんは一人も脱落せず、おかげで予防処置の患者さんで手一杯。そろそろ、チームにもう一人歯科衛生士がほしいところです。チームでの売上げの配分は、出資した赤井先生に任されていますので、今度の議題にしてみようと思っています。

今日もおばあさんとの会話で盛り上がってしまい、赤井先生は次の患者さんをまだ診ることができない様子。商品の取り揃えや説明は歯科助手の仕事。歯科助手の緑川さんは次の患者さんに声かけをしながら、ケアグッズの説明をしています。世間話をしながら、その方にあったものを提案したりするのが楽しくて仕方ありません。

ふと最近、メインテナンスに阿部さんがきていなかったことを思い出しました。

「風邪が流行っていたから、阿部さんのお子さんが風邪をひいちゃってこられなかったのかもしれない。お手紙を書いてみよう」

診療が終了すれば、3人で今日あった治療のことについて話し合います。赤井先生と青田さんが技術的なところでぶつかっても平気です。緑川さんが二人の間に入って内容を整理してくれるからです。プライドが邪魔して青田さんに話せなかったことが、緑川さんを通して話せたことで、赤井先生の胸のつかえもすっきりしました。

緑川さんから話を聞いて、青田さんは、自分より若い赤井先生がそんなことまで考えて仕事をしているんだと内心驚いています。

「これは、患者さんに伝えないと。赤井先生、いつもそんなに重要なすごいことを考えているのに、なんでいえないんだろう。まあ、私が伝えといてあげればいいわ」

赤井、青田、緑川の3人は今日の業務が終われば1週間の休暇です。月に1回、1週間の休暇がとれれば、リフレッシュもできます。赤井は大学での研究をしに、青田は別な医院の見学に、緑川は最近始めた地域のボランティア活動に行きます。リフレッシュの休暇はどのように使ってもいいとの決まりですが、院長から必ず患者さんに貢献できる休暇を取るようにといわれているのです。

でもこの休暇のおかげで、毎日煮詰まりそうな人間関係や体の疲労感が取れているのは間違いありません。付加価値が高い医療の提供には、外を見ることが必要という文化が根づいています。

今、緑川が心配しているのは患者さんの阿部さんのこと。連絡は隣のチームの白川さんに任せることにし、お願いをしにいくことにしました。隣の黒田先生を初めとするチームでは、今月の売上げの計算をしている真っ最中です。白川さんが中心となって、これまた3人で手分けして事務処理を行っています。

「白川さん、私のところの阿部さんに手紙を出しておくので、電話がかかってきたらよろしくね」

「わかったわ。ところで、さっきまでカンファレンスをしていたんだけど、この患者さん、赤井先生にも意見が聞きたいから、休暇が終わったらそちらでも診てもらいたいの。よろしくね。CTと血液検査はオーダー出しておいたから。それと、Dチームの助手の北川さん、今度、妊娠して休暇を取るらしいの、本部からすぐに人は回るからいいけどフォローしなくちゃね」

○○歯科医院では、CTも血液検査も院内でできるので、患者さんはいろいろなところに行かなくて楽だと評判です。○○歯科医院はみんなでお金を出し合ったから、みんなのものだと緑川は思っています。事実、彼女は給料の一部から自分で出資しました。産休や育休もあるので、安心して仕事を続けられるのが今の職場のいいところです。

歯科衛生士の青田も子どもがいますが、新卒の頃から見ている患者さんとすでに10年の付き合いです。これも、医院の本部で人を教育し、いつでもチームに補充できるようになっているからです。

黒田先生のチームの事務処理も、ある程度のフォームに落としてしまえば、あとは必要なデータを本部でまとめてくれます。どのチームが現在どんな状況なのか、どんな問題を抱えているかは全員で共有しています。

もちろん、各チームの査定はこのデータをもとに行われますが、問題の起こる前にチーム内外で問題解決するシステムができています。目標値はいつも前年のものを上回り、それを次々とクリアできています。

そういえば本部から、当医院のシステムを、他の医院にも指導して普及させるようにいわれています。緑川さんは青田さんと先日、話していたことを思い出してワクワクしてきました。

「緑川さん、これでまた日本人が歯から元気になっちゃうわね」

あくまでも私の夢です。次の5年に向けてこんなビジョンを描いています。

近未来の歯科医療は患者さんを含めた外部の顧客、スタッフなどの内部の顧客、そして社会への貢献のためにも、社会に開いた、すなわち外で稼ぐ体制の構築が必要です。

挫折から出発し開業5年目。何度となく失敗をしたり、遠回りをしたりしながらも、何とか将来への夢を具体的に描けるようになったのが、実感です。5年前までの私は、自分の人生の選択眼の甘さを忘れ、天につばを吐いてきました。

しかし、先輩たちの背中や声が私の今を作ってくれました。開業をさせてくれた父、それを支えてくれた妻、開業以来、私のわがままに付き合ってくれたスタッフへの感謝を改めて噛み締め、次の5年に挑みたいと思っています。

第2章

医院開業5年目までのルール

～コンサルタントの視点からチェック～

1 変革期の経営者に求められる意識①
始める前にマーケットを知ろう

★P14~22

久しくいわれているように、少なくとも現行の保険制度で、今ある歯科医院のすべてが経営を成り立たせることは不可能です。5人に1人が年収300万円以下（厚生労働省『賃金構造基本統計調査』によると、平成20年の歯科医師の平均月収は52・8万円）といわれる歯科医師の現状がどこまで本当なのかはわかりません。

しかし、抜本的に歯科医院の経営資源（歯科医師数は平成2年時と平成20年の間に約3割増加。その間、医療制度改革で歯科医療行為あたりの診療平均単価が約15％減少。国民歯科医療費は約2・5兆円／年と微増）が見直される以前に、人口は減少し、歯科医師数が増え続けるとなると、80年代のような共存共栄は不可能です。つまり、保険患者数を経営指標にする歯科医院は、マーケットから退場せざるを得ない時代になったのです。

このような状況下で生き残るには、歯科医師を頂点とした発想から、患者を頂点としたマーケット的発想への転換が求められます。今や患者に選ばれる時代——患者をどのように囲い込んでいくべきかの経営戦略は欠かせません。これから開業を考える歯科医師には、病んだ患者から健康な生活者をどう獲得するのか、その発想が求められるでしょう。

2 変革期の経営者に求められる意識②
開業当初は、必要な情報収集と費用を惜しまず

★P14～22

五條先生が歯科材料店の人につれられ、私の前に初めて現れたのは、先生がまだ勤務医時代のことでした。約8年前になります。先生は、私の著書『成功する歯科医院経営マニュアル』を読んだこと、近い将来の開業を考えていることなどを話していましたが、別にコンサルティングを依頼したいというような話にはなりませんでした。

歯科医院経営コンサルタントという仕事は認知度がまだ低く、どちらかというと胡散臭《うさん》く見られていた頃でした。開業を考える歯科医師の多くは、歯科材料店やメーカーなどの営業部員をもっとも身近な相談相手としており、コンサル的な立場では税理士、社労士、中小企業診断士などが代表的な存在でした。

そんな時代に、一般サービス業のマーケティング理論にもとづく歯科の経営書を読み、著者である私のもとをわざわざ訪ねてきてくれたことに、まず「変わった人だな」という印象を持ちました。事の是非はともかく、経営にロマンを優先するタイプの先生というイメージでした。当時から予防歯科を中心とする地域医療でやっていきたい希望は持っていたようですが、そのための戦略的な発想はとくにないように見えました。

そのようにして知り合った五條先生からの依頼で、私は経営コンサルタントとして五條歯科医院の開業に立ち合うことになりました。そして、開業後の運営に関するアドバイザーとしての立場から、さまざまな意見を述べる関係が今日まで続いています。

その間には五條先生の人柄も、将来への希望や理想とする歯科医院像についても、概略を知ることができました。しかし、その後の五條先生への私の基本的な印象は、スタート時と同じ「ビジネスライクに徹することのできない人」のままです。あえて厳しく評すれば「人柄の良さ」「生真面目さ」が、逆に五條先生の「経営者としての弱さ」になっているといえます。

五條先生はいろいろな意味で、歯科医師としても経営者としても非凡な資質を持っています。早くから予防歯科を中心とするファミリーデンティストを目指し、情報収集にはとても熱心です。医院経営が成り立っていれば、情報にお金を使うなどもったいないと考える歯科医師が多い中、必要な情報収集には費用も手間も惜しみません。

五條先生は30代半ばになったばかりですが、スタッフの採用活動には当初から非常に費用をかけていました。しかし、この段階での情報収集は競合歯科との違いを認識し、差別化をはかるものであり、人材採用と育成も短期的な収益をあげるためのものでした。開業当初の目的である「予防を基盤とした医院づくり」は、開業2年後から体をなしていったことは、開業1年目の壁の厚さを意味しています。

3 変革期の経営者に求められる意識③
開業5年サイクルを回し続ける

★P14～22

五條歯科医院が実践しているさまざまな取り組みを通して、本書では、開業5年目までの歯科医院のあり方を実践的に解説していきます。

開業5年目は、多くの歯科医師が開業してぶち当たる経営の壁を一通り抜け、ホッと一息つける頃です。この時点での安定した経営に満足して、開業当初のビジョンを忘れてしまい、守りに入った医院も、１９９０年代頃まではソフトランディングして生き残ることができていました。

しかし、現状のマーケット主導の歯科界では通用しません。現在、廃業に追い込まれる医院の多くが、90年代に、守りの経営に入った医院であることをみれば明らかです。これからの歯科医院は、開業5年目までの基盤を常時積み上げ、ブラッシュアップしていかなければ、健康で意識が高くなった患者さんに見捨てられてしまいます。

開業キャリアに関係なく、開業5年、それから5年、また5年と、5年間をマイルストーンとして医院経営を回し続けること、そのためには大局的ビジョンがブレない歯科医師でいることが、医院経営者となるための必要条件といえます。

4 エリアマーケティングでスタートダッシュする①
マーケティングが成功への想像力を刺激する

★P23〜26

五條先生から開業の相談を受けた横浜市金沢区の物件は、コンサルタントから見てもなかなか興味深い立地条件を備えていました。

私は常々、エリアマーケティングには〝虫の眼〟と〝鳥の眼〟を兼ね備えた視点が重要だと考えています。エリアマーケティングとは、地域（市場）の特徴を分類・細分化して、顧客（患者）のニーズを知る、地域特性対応型マーケティング手法の一つです。五條先生の持ち込んできた物件は、まさに〝虫の眼〟と〝鳥の眼〟の視点をフルに活用することで、歯科医院の立地の成否を測るのに最適なサンプルのような場所だったのです。

実際にデータマンが地域をくまなく歩き（現地調査）、自分の足と目を駆使して、地を這うようなつもりで細かな要素にまで目を配り、地域特性をミクロ（微視）な視点で探るのに必要なのが〝虫の眼〟の視点です。

ここでいう、地域特性とは、競合歯科医院の有無と性格調査、周辺商業施設の性格調査（時には歯ブラシやデンタルフロスの売行きなども調査）、開発中の物件調査（マンション、ビル、戸建て住宅、商業施設、公共施設など）、地域住民の年齢層・性別・生活レベル等の調査、地域物価の調査など、当該開業物件を含む商圏全体の性格や雰囲気を総合・分析した特質をいいます。

対する〝鳥の眼〟はマクロ（巨視）な視点ということになりますが、面的な意味でのマクロだけでなく、高い位置からの高低差の視点も実は重要です。そして、この〝鳥の眼〟的視点から見た要素も、当然、前述の地域特性に組み込まれていきます。

日本は耕地（平地）面積が狭く、起伏のある都市が非常に多いという地理的特徴を持っています。面的な意味でのマクロ的視点による地域特性の分析は、地図を見ただけでもある程度可能です。しかし、土地の高低差については意外に見逃されがちなのです。

それは実際に現地を踏破すれば、見逃すはずのない要素です。それでも見逃されがちなのはなぜでしょうか？　エリアマーケティングを実施する人に、最初から高低差を重視する意識が欠けているか、足を使わずに机上の資料（たとえば地図など）だけを見て、安直に分析をしているかのどちらかです。

最近では、グーグルストリートビューといった便利なアプリケーションもありますが、実査前の参考程度にしかなりません。実際の候補地を歩いてみる、ドライブしてみるといった体を使うことから、脳が活性化され、想像力を助長させ、成功への発想が生まれてくるのです。

5 エリアマーケティングでスタートダッシュする②
地域での自院の立ち位置を知る

★P23～26

近年では、歯科医院の立地条件としての「高低差」には別の要素が加わりました。中高層ビルが市街地に増え、土地は平坦でも、歯科医院は上層にあるということが珍しくなくなったからです。

地域特性は、時代とともに変化し続けます。それらのことも加味した上で、あらゆるデータを総合し、分析するエリアマーケティングの重要性は、今後さらに増していきます。

とりわけ東京・新宿・渋谷・横浜などの大ターミナル以外の、たとえばベッドタウン地区の鉄道駅や大型商業施設などが、かつてのようなマグネット力を発揮しなくなった現在の状況では、綿密なエリアマーケティングを行わない商圏分析はありえません。

いずれにせよ、これらの〝虫の眼〟視点と〝鳥の眼〟視点で得られた商圏全体の各種データが収集できたら、次に地域データのまとめに入ります。

地域データのまとめとは、地域特性の調査結果をあらゆる面から分類・考察し、競合歯科医院のランクづけを行うことを意味します。

ここで注意しなければならないのが、まず「競合歯科医院」の定義と、ランクづけの際に行う比較のポイントです。

競合歯科医院とは、単なる「ご近所の歯科医院」ではありません。単に距離的に近接している歯科医院がライバルであったのは、ふた昔も前までのことです。

保険診療による補綴が歯科医療のほとんどすべてだった時代には、歯科医師会が実施してきた距離規制が示すように、同一エリア内の歯科医院同士の距離が重要でした。顧客（患者）は自宅からいちばん近い歯科医院を、他の医院と比較することなく選ぶのがほとんど通例だったからです。

現在では、その図式は崩れています。とくに首都圏に位置する歯科医院は、おおむね自宅から自転車か自動車でほぼ15分から20分以内のエリアであれば、より評判のいい歯科医院や相性のいい歯科医院などを、顧客（患者）自身の判断で選択します。

現代における競合歯科医院とは、そうした質の面で比較対照されるプロセスでライバル関係になりそうな、文字どおり、医院としての性格が競合する医院のことなのです。

綿密なエリアマーケティングを実施した結果、五條歯科医院の開業予定地を含む診療圏においては、そういう意味での競合歯科医院が少ないことも判明しました。

私が五條先生に「この場所はいい」と地図を見ただけでいったのは直感です。さらに、エリアマーケティングの後により自信を持って進言できたのは、前記のような要素を総合的に分析し、判断した結果でした。

6 生活者の動線を観察する

身銭で得た的確な情報が開業後の成功を左右する①

★P27～29

五條歯科医院が面している辻には、別の優位性も備わっていることがわかりました。金沢文庫の駅前には、常に多くのタクシーが出入りしています。これは、通常のタクシー利用客に加え、駅から2～3キロ圏内に暮らす主婦や高齢者が、金沢文庫駅前や横浜方面への買い物にタクシーを利用する率が高いことが大きな要因です。その多くが、五條歯科医院の前を通るのです。ファミリーデンティストを目指す歯科医院にとって、主婦や高齢者の目に触れやすい場所に立地していることは大きな強みです。

同時に、これは五條歯科医院の立地する界隈が、自家用車を持っている地域住民にとっての「ドライブ商圏」であることをも意味します。辻は、単に車の通行量が多いだけでなく、「顧客候補である地域住民が多く通る場所」だということが明確になったのです。

幸いにも五條歯科医院の隣接地に、医院用に6台分の駐車スペースが確保できることも判明しました。どんなに予約が混んでも、患者さんが待合室で同時に待つ可能性は、診療時間を考えれば多くて1時間に1人か2人です。ユニット3台が常にフル稼働していたとしても、30分ごとに入れ替わると考えれば、駐車スペースは6台で十分です。

7 身銭で得た的確な情報が開業後の成功を左右する②
競合医院のビジョンに着目する

★P27～29

エリア内（車・自転車等で15～20分圏内）に立地する他の歯科医院は8軒ありました。しかし、アンケート調査の結果、五條歯科医院開業前の時点で、地域住民に絶対的な支持を集めている、いわば当確の歯科医院は、ほとんどないことがわかりました。エリア内に当確の歯科医院が2軒あれば難しいところでしたが、その懸念はなくなりました。

それでは五條先生が目指す、予防歯科の需要はどうだったでしょうか？

エリアマーケティング調査の結果、比較的高額所得者が多く、健康観も高いと予測していた同地区には、潜在的な予防歯科医療への志向が高いことがわかりました。調査当時、エリア内には予防にある程度気を配っている医院もありましたが、五條先生が考えていたような「予防歯科中心」の体制をとっている医院は皆無でした。細かなデータをあげればキリがありませんが、五條歯科医院が現在の立地に開業する根拠は十分あったのです。

もっとも重視したことは「五條先生のビジョンを受け入れるポテンシャルが潜在するマーケットである」――この一点につきます。そのポテンシャルを既存の地域歯科医院が眠らせて医院経営をしているのですから、開業しない理由がないのです。

8 理想実現に必要な情報を見極める

身銭で得た的確な情報が開業後の成功を左右する③

★P27〜29

生きた情報を得るのにはお金がかかります。しかし、有益な情報を開業前に得ることで、自らのビジョンを固めることができ、目的に向かってまっすぐに進んでいけるのです。

五條先生は、情報収集にお金をかけることを当然と思っているという点で、日本の歯科界には珍しいタイプです。それは、私とコンサル契約を交わしているからいうのではありません。お金のかけがいのある有益情報は、有益な情報の収集にお金や手間暇をかけてくれる人のところに自然に集まり、ビジョンをより具体的なものにしてくれるのです。

当時の五條先生の掲げる「予防ベースのファミリー歯科」は、志は高いが実現させるためのエビデンスが不足していました。エビデンスの解析には、生の情報にさらされてきた経験則がモノをいいます。エリア情報を見極める目は、ホンモノの情報に数多く接するうちに、真贋《しんがん》取り混ぜた情報の中から、医院経営に活かせる情報が見えてくるのです。

さらに、活用可能と判定するだけの客観的知識（最新の社会情勢や地域属性など）を同時に得ることによって、それらの根拠が「なんとなく」から「より確実な」方向へと進化していくのです。

9 身銭で得た的確な情報が開業後の成功を左右する④
患者満足度85％以下の医院は淘汰される

★P27～29

かつての広告・広報活動は、そこに約束めいたことが書かれていても、どうせ広告だから……ということで、生活者（消費者）が冷めた目で見ていました。

五條歯科医院でも、事前の認知活動によって、エリアの住人の方に、いくつかの「約束」をしました。たとえば、将来的に地域の口腔の健康を守る予防歯科を目指していること、スタッフの接遇を含め、あらゆる面で患者本位の治療を心がけていることなどです。

しかし、医療機関が増え、それに伴う情報を得る機会も多くなるにつれ、生活者はやみくもに医療機関を信頼することがなくなりました。皮肉なことに自らが発した情報が、生活者の選択眼を育て、今や、自らの約束を守らない歯科医院は淘汰されています。

これらのことを認識した上で、五條歯科医院では患者の満足度調査などを定期的に行い、自ら発した情報＝約束の履行がなされているか否かを確認してきました。ちなみに開業後すぐに行った満足度調査では、五條歯科医院の対応に「十分満足している」患者さんは65％でした。「まぁ満足している」を加えれば全体の90％以上になりますが、五條先生は「十分満足している」が65％にとどまったことを問題視しました。

私も同様です。従来の患者満足度調査ならば、患者の評価項目が恣意的でバラける傾向が高いため、65％を百点満点中の65点ととらえれば及第点になります。しかし、五條歯科では自らが情報発信して約束をしているのですから、65％は約束が履行されたという回答なのです。65％はけっして高い評価ではありません。約束が守られたという実感は、85％以上の数字がなければ得ることはできません。

ハーバード・ビジネススクールのテキストに「市場調査の80％以上は、新たな可能性を試すことや、発展させるためのものではなく、主としてすでにある結論を強化するために使われている」とあります。私は五條歯科医院でのアンケート調査も、この説に準じて考えることにしました。「インプラント治療をしたいですか？」といった未経験なことに対する「願望」や「意向」を尋ねる設問には、回答者が経験のない治療ですから、実感がないうえに明確な価値基準がないため、回答内容の信ぴょう性はかなり疑問です。

さらに、母集団が小さくなりがちな歯科医院では、なおのこと信ぴょう性がありません。こういったことから、五條歯科医院でのアンケートは、自らの医院の体験者に対して、五條歯科医院の約束やサービス内容を中心にした設問設定にしました。

その結果が五條歯科医院にフィードバックされ、積み上げられてきたことが現在の成長につながっています。今後の五條歯科医院の課題は、アンケートなどと並行して「アナログ情報」をどのように収集して、患者の潜在ニーズを把握していくかにあります。

10 採用に費用をかける歯科医院はどれだけある？①
採用コストに年間収入5％を投下する

★P30～33

患者満足度を上げるために五條歯科医院では、開業2年目から3年目にかけて、年間200万円以上の費用を求人に使いました。その上、五條先生は一般の4年制の大卒を接遇スタッフに加えようと、就職説明会にも積極的に出向きました。ついには、一般大学の新卒予定者を対象とする就職セミナーまで開催したのです。

私の知る限り、個人の歯科医師がこのようなことを試みたのは、私のクライアントのA歯科医院と、経営スタディーグループとして試みたJ歯科医院ぐらいでしょうか。年間の求人費用といい、いずれも小規模の歯科診療所としては、従来の歯科医院にない予算と活動です。

五條先生が、このように求人に思いきって費用をかけることや、一般大学の卒業生という、いわば外部要因を引っ張ってきてまで院内に刺激を与え、活性化しようとする試みは注目に値します。

その一方で、スタッフの採用や育成などに精力・時間・お金を必要以上に注ぎ込む五條先生の手法は、理想を追うあまりに、早急にやりすぎてしまうところが時に見られます。

11 採用に費用をかける歯科医院はどれだけある？②
既存スタッフを戦力化した上で新戦力の採用を！

★P30〜33

新規開業したばかりの小規模歯科医院という条件を考えてみた場合、人材発掘にしかるべきお金をきちんとかける見識の高さを、私はとても評価しています。

その半面で問題もありました。それは、現状スタッフの力量の把握が甘い上に、理解を深めていない状態で、新しいことを試みるのですから、波紋が起こるのは当然です。まずは既存戦力をマネジメントできることが、新たな戦力補強の鉄則といえるでしょう。

既存スタッフを戦力化する以前に新戦力を採用する試みは、自らのビジョン実現のために新戦力を盾にしてしまいます。結局、はじめて採用した４大新卒のスタッフは１年あまりで退職していきました。

このような例は、今までのコンサル経験から珍しいことではありません。勉強家の歯科医師ほど、セミナーや読書体験から新たな試みをしたがりますが、足元を固めてからするべきでしょう。

クラッシュ＆ビルドは新体制を構築するのに不可欠な手法ですが、少なくともナンバー２が育成できてからでないと、組織は崩壊していくことが目に見えています。

12 自院の共感者を絞り込む

「絞り込み」と「予防」についての見解

★P34～37

五條先生とは開業前から、将来の目標について予防歯科をベースにおきたい、おくべきだとよく話し合ったものです。今もその想いの強さはいささかの揺らぎもありません。

院長としての経験を少しずつ積み、地域に根ざした歯科医師としての活動を深化させていく過程で、予防歯科への想いはより「五條流」になり、具体的になってきたようです。開業前には純粋に目標だったものが、現在では予防歯科を中心とした診療体制の構築に向け、具体的に取り組み始めるに至っているのですから、それも当然でしょう。

五條先生はもともとインプラントでも審美でも、なんでもできる勉強熱心な歯科医師です。しかし、前章で五條先生自身が書いているように、インプラントや審美は他の歯科医師に譲ってでも、自分は予防を主眼に置きたいのだという意識が強まっているようです。五條先生はそれを「絞り込み」と表現しています。いわば営業品目の特化です。気鋭の歯科医師らしい思い切りのいい判断といえるでしょう。しかし、歯科医院経営（ビジネス）の観点からみると、その手法には首をひねらざるをえません。

たとえば、地域により深く根ざしたいというビジョンはいいでしょう。さらに、五條先生の脳裏にある想定患者像は「地域全体の住人」です。〝地域の人びとは、みな五條歯科医院の大切な地盤だ〟という強い愛着が感じられます。

しかし「地域全体」を視野に入れるのは、もっと先の話です。もし予防歯科への特化を目指すのであれば、「地域の人びとを絞り込む」作業が前提条件として必要でしょう。

手近なところでは、いま来ている患者さんすべてを対象にするのではなく、患者さんの中から予防の意識が根づきそうな人を選ぶ必要があります。五條先生が考える予防歯科に心から共感してくれるシンパをつくり、育て、その輪を少しずつ広げていくべきです。

予防歯科（およびメインテナンス）は病気の治療ではありません。ライフスタイルの提言です。口腔の健康をベースにおいた心身ともに豊かで楽しい生活の構築を、地域の人びとに植えつけ、広げていく事業です。

しかし、ご承知のように、来院する患者さんのほとんどは、治療を目的にしています。歯が痛くなったり、歯ぐきの調子が悪くなったりしないかぎり、歯科医院はなるべく行きたくないと考えている人が大半です。ちょっと意識の進んだ人でも、治療後に一度か二度、メインテナンスに通ってもいいかな、と思っている程度というのが大方の通例です。

五條先生がいうように、予防は地域ぐるみで行ってこそ、より本来の意味が出てきます。いきなり「みなさん予防をしましょう」といっても、それに応じる「土壌」がなければ失敗します。土壌は、スタッフや患者さんを共感者としてつくりあげてくれます。

またライフスタイルの提言である以上、どういう人を最初に選んで説明していくかが大切です。たとえば、今でこそ環境に配慮したエコライフが当たり前のように盛んになってきていますが、20年前、30年前には一部の共感者が実践するのみでした。

そういう人たちはおおむね高学歴者でした。「日々の生活に追われるばかりではつまらない。身近な自然への配慮を行い、生活の中に自分だけの潤いや癒しを付加したい。そのためには、地球環境全体を大切にしなければいけない」――そのように考えを広げていけるような、心身にゆとりのある人が多かったのです。

予防歯科についても同様のことがいえます。「口腔の健康は心身の健康の基本だ。でも歯や歯ぐきなどの状況の悪化を、そのつど治療しておしまいにするのではジリ貧になるばかり。それより治療後のケアをきちんとやって再発させないほうがいい。自分に子どもができたら、一生むし歯にならないようにさせたい……」のです。

そのような考え方のできるシンパの輪を広げるには、シンパになってくれそうな人をこちらから選んで育てるしかありません。それらの人びとが「土壌」となり、輪が広がり、やがて地域ぐるみの予防歯科医療の仕組みができるのです。

そういった意味で、これまで五條歯科医院ではどれだけの患者さんを、シンパとして育ててきたのでしょうか？　それはより身近なスタッフのあり方や地域の歯科医師との連携をみていると、私にはまだまだ発展の余地があると映るのです。

13 攻めの姿勢を振り返る時期としての5年目①
想いの強さが周りを動かす

★P38〜41

私と五條先生の関係は、基本的にコンサルタントとコンサルタント先の院長というビジネスライクなものであると同時に、それにとどまらない部分もあります。

コンサルタントという仕事について、世間でよくいわれるような「経営指南役」的なイメージを私は持っていません。コンサルタント先からの相談があれば、そのような役割を果たすこともあります。しかし、基本的には、コンサルタント先に有益と思われる情報の提供者という位置を保つようにしています。その情報をどのように活用するかは、コンサルタント先の院長の判断にゆだねられます。

五條歯科医院との関係も本来そのようなものですが、初対面のときから、私には五條先生への個人的な興味も働いていました。歯科医師としての出発点で紆余曲折があったせいか、自分の求める理想の歯科医院に対する思い入れが過剰なほどに強いのです。強いだけでなく、従来の歯科医師には考えられないような、さまざまな行動に出る実行力があります。その意味で、私は五條先生の将来に大きな興味を抱いています。ひょっとすると改革者になるかもしれないし、一方であれこれやりすぎ、自爆する可能性もあるからです。

私は五條先生の目指す予防歯科医療の構築や、その前提としてのチーム医療体制の構築、外部からの血の導入などの試行錯誤に、大きな共感を持っています。五條先生はそのための勉強も旺盛にしています。さまざまな勉強会に行き、各界の先達の講演を聞き、おびただしい数の本を読んでいます。スタッフにも積極的に各種セミナーなどへの参加をすすめています。

コンサルタント先の歯科医師からは日常、医院運営に生じるさまざまな問題に関する質問や相談が私のもとに舞い込みます。しかし、その質問の数の多さも、問い合わせの内容の種類においても、五條先生は最多です。それらはメールを介して行われますが、もっとも多いのは人材採用に関すること、採用後の人事にまつわる問い合わせや相談事です。

同時に患者さんから何を求められているのか？　自分の医院が根ざしている地域はどのような特質を持ち、どのような人びとが暮らしているのか？　そういうことを常に知ろうとしているのも、五條先生の大きな特長です。

具体的には、定期的に患者さんへのアンケート調査を実施したり、ホームページで院内情報を盛んに発信したり、ファミリーデンティストとしてもっとも重要な地域への目配り、気配りにも怠りありません。

五條先生はこのように、人一倍の努力を実行しながら、人一倍旺盛な院内改革を日常的に試みています。けっして単なる思いつきでやっているわけではありません。

14 攻めの姿勢を振り返る時期としての5年目②
予防歯科の成功は規模拡大が定石

★P38～41

いつか予防歯科をメインにしたいという明確な目標を持って開業したのは、素晴らしいことです。そのために払っている個々の努力の質と量は、はたから見ている私にも如実にわかります。しかし、五條先生は小規模医院のまま、予防歯科をメインにするための体制づくりを急ピッチで進めようとしています。

ここが大きな問題です。開業5年目までの歯科医院がもっとも比重をおかなければならないのは、経営基盤の構築です。その点で、五條先生はクラッシュ＆ビルドのクラッシュの前に行うべきビルドが整わないうちに、次に走ろうとしすぎる傾向があるからです。

開業1年目を無我夢中で乗り切り、2年目に歯科衛生士を入れ、3年目から4年目にかけて、より優れた歯科衛生士を入れるとともに、受付には外部の風を持ち込む「攻め」の姿勢は、多少性急すぎるところはあっても、大いに評価できます。しかし、このような「攻め」が肝心の経営収支に見合っているかとなると、疑問が残ります。

これからは、予防歯科医療をビジネスの観点から考え直す必要があります。厳しい言い方をすれば、いまおかれている医院の現実を正確に把握するべきだと思います。

15 ビジネスモデルとしての予防への視点①
予防というスタイルを伝える

★P42〜48

これは意外に見落とされがちなことですが、予防歯科の成功事例は、その多くが地方都市に集中しています。

メインテナンスの重要性の認識や予防歯科医療への理解などというと、多くの人は大都市圏のほうが進んでいるように思うかもしれません。しかし、五條先生も述べているように、予防歯科医療というのは、地域ぐるみで行われるのが本来のあり方です。それを行おうとする歯科医院は、地域をまず啓蒙し、予防という概念に対する共感者をつくる必要があります。

予防歯科の主な対象は子どもです。子どものときにむし歯にならないための教育を行い、メインテナンスの重要性を知ってもらい、それを習慣化することで、生涯その歯科医院の患者＝顧客になってもらうよう努力する――ビジネスモデル的にいえばそうなります。

ではなぜ子どもを予防歯科のメインターゲットとするのか――この点を医療的効果から離れて考えてみましょう。それは、日本人全体の生活の質が変わったということが、キーになります。

修復の主要患者である団塊世代が子どもだった頃は、日本人の生活は「モノ」中心の暮らしでした。モノそのものが価値を持っていたのです。そうした状況の中で生活を送ってきた世代を、20代〜30代の歯科医師や歯科衛生士が、歯科のスタンダードが変わったからと、教育、さらにいえば、説得する力量をどれだけ持ち合わせているのでしょうか。

その上、中高年層は自分の人生を逆算して、物事の選択を行います。行動心理やマーケティングに関する学びが浅い歯科医師や歯科衛生士に、予防へと団塊世代を変容させることはかなり困難なことです。

それでは、団塊世代以降の世代の生活ぶりはどうでしょうか。

「モノ」の充足がすすみ、「モノ」そのものを中心とする生活から、「モノ」の使い方・作り方・表現の仕方・渡し方へとシフトしていきました。生活が「暮らし」から「暮らし方」へと変わってきたのです。

「方」とは「方法・スタイル」です。「方法・スタイル」を形成するのはサービス・情報・教育です。あらゆる消費財がモノそのもののハードの領域を離れて、ソフトの領域にシフトしているのは、ケータイやクルマを見れば一目瞭然です。

こうした生活を送ってきた世代に、修復・補綴という即物性から離れ、予防やメインテナンスというソフトの情報を発信して教育することは、マーケティング的発想では当たり前のことです。

16 ビジネスモデルとしての予防への視点②
医療制度を視野に入れる

★P42～48

子どものむし歯をなくすことは、学校教育にとっても重要な課題ですから、歯科医院による予防歯科医療体制の構築は、地域の小中学校との連携にもつながってきます。

それだけではなく、少子高齢社会が今後さらに顕著になっていくことが予測されている関係から、厚労省を中心に展開されている医療費削減へのチャレンジの要である「病気にならない中高年」「健康な高齢者」の実現にも連動してきます。自分の歯を生涯にわたって保持し、口腔の健康が保たれることは、国民の健康対策の土台でもあるからです。

現実問題として、国をあげた予防歯科医療実現への努力はほとんどなされていません。しかし、地域の歯科医院における予防歯科医療実現への動きは、地域の利益にも国の利益にも密接につながるものです。何よりも地域住民にとって利益が大きいファミリーデンティストとして、今後主流になる歯科医療のモデルでしょう。

このように、歯科医療の将来像が予防に重点をおいた政策にシフトするとともに、歯科医師も本来の意味での「医師」としての存在が求められることへの対応も考えなければなりません。

17

ビジネスモデルとしての予防への視点③

都市部予防歯科のバイアスは歯科医師の治療

★P42〜48

大都市圏のオフィス街でも、予防歯科を看板にしている歯科医院は少なくありませんが、それは修復後の維持という意味でのメインテナンスを主としてのものです。

多方面に利益があるはずの予防歯科の成功例が、なぜ大都市圏のオフィス街ではなく、地方都市に集中しているのでしょうか？

大都市圏での予防歯科の定着が進まない理由として

①地域コミュニティの崩壊から口コミが発生しづらい

②地域歯科医院のCM的情報発信から予防情報が錯綜している

③生活者の流出入が多い

④保険算定の予防処置と地代のバランスが合わない

⑤歯科衛生士の確保が難しい

などがあげられます。

①〜⑤のマイナス要因を抱えながら、それでは都市部の平均的歯科医院の医業収入はというと、ユニット3台の小規模歯科医院の場合、平均約3600万円／年です。ユニット

1台当たり1日分の売上げを時間換算すると、1時間当たり4830円程度になります。それに対して、保険算定のメインテナンスを換算すると、スケーリング1／2顎行うのに30分を費やしたとして、初診料・処置料など算定してもせいぜい4千円です。

メインテナンス中心経営で、修復中心の医業収入を維持しようとしたら、修復中約2～3割増しの労働量が必要になります。もしくは安価な労働力に切り替える、または自費率を上げる、といった対策が都市部歯科医院には現実的になります。

五條歯科医院は2009年度の実績では、年間約6千万円の売上げがあり、都市部の小規模医院としては十分な数字です。五條歯科医院は、ユニット3台の小規模医院のまま予防ベースの歯科医院を目指すにあたって、現段階では医院の規模を大きくするために必要とする、力量十分な勤務医が見つからない、という壁に当たっています。さらに、設備レベルでの拡大は、五條歯科医院では、ユニット数を1台増設するくらいがやっとです。

そこで、開業4年目で、患者数の拡大から一患者利益の増大に切り換えたのです。それには開業2年目に入った歯科衛生士の技術とコミュニケーションレベルの成長が大きな原動力になりました。この歯科衛生士の成長は、開業以来、人材採用と育成にかけてきた成果であると五條先生は思っているでしょう。そのことには間違いありませんが、五條先生が歯科衛生士に仕事を任せたという、経営者としての器量と治療技術のレベルアップがあったことが最大の要因といえます。

18 ビジネスモデルとしての予防への視点④
ファミリーデンティストは80年目線が必要

★P42～48

医院の大規模化を話すにあたって、今まで漠然と「ファミリーデンティスト」「チーム医療」という言葉を使ってきましたが、論点がボケないように、しっかり定義づけしておきましょう。

五條先生が解釈するファミリーデンティストとは「患者を、多くの場合は家族ぐるみで、お口の健康に責任を持ち、必要があれば専門医への紹介判断を含め、管理していく医院。いわゆる〝かかりつけ歯科医〟と同義」としています。

一方、私の考えるファミリーデンティストとは「地域に深く根ざし、地域の人びとの口腔の健康管理に全力をあげて取り組むこと」です。両者にはそんなに大きな違いはないと思います。

チーム医療に関しては「むし歯と歯周病の病因論にもとづき、バイオフィルムのコントロールと定期管理をベースにして、歯科医師と歯科衛生士の連携により、長期的な視点にたった口腔の健康を守ること」とします。

五條先生がこだわる「ファミリーデンティスト」「チーム医療」という考え方については、

私も理解しています。しかし、自分の目の届く範囲内だけの小さなチームに固執することが、五條先生のいうクオリティの向上にどのように結びつくのかが不明です。

多くの予防ベースの歯科医院を見てきましたが、医院の大規模化がクオリティの向上に結びついていました。ビジネス主導で大規模化を示唆しているわけではなく、クオリティの評価＝規模の拡大という必然がある、ということです。

ビジネス優先か、歯科医師としての情を優先するか、という五條歯科医院での問題は、本来は予防歯科をベースにしたファミリーデンティストのあり方には関係のないものです。ファミリーデンティスト＝かかりつけ歯科医であるということは、患者が生涯にわたり五條歯科医院を受診できるようにすることを地域に約束をすることです。

人生80年とされている現代において、受診者の生涯80年間「かかりつけ」として五條歯科医院が機能していくには、次の世代の歯科医師と歯科衛生士を育成しながら医院経営をしていくことになります。

それに伴い、規模の拡大も必然となります。

現状の五條先生の意図するファミリーデンティストですと、五條先生の年齢からして、平均的にはあと30年の受診しかできません。そうなると、現在、五條歯科医院でメインテナンスや定期管理を受けている患者さんは、生涯であと1〜2軒の歯科医院を受診しなければならないことになります。

これでは、本来の意味での「ファミリーデンティスト＝かかりつけ歯科医」になりません。従来の自費主体の医院の患者の抱え込みと経営基盤は同じことになります。

規模拡大を避け、現状規模を維持しながら、五條先生の目指す「地域に深く根ざし、地域の人びとの口腔の健康管理に全力をあげて取り組む」ファミリーデンティストとして機能するには、五條歯科とビジョンやシステムを一にする、地域歯科医院との提携が必要になってきます。今まで受診者や地域生活者に行ってきた情報発信と啓蒙を、地域歯科医院に働きかけることになります。

このようなネットワーク化は、予防歯科の勉強会などでも論議はされていますが、実現はまだのようです。開業5年フェーズを経過して、次の5年フェーズの短期目標として、五條歯科医院がどのような形でファミリーデンティストとして地域の健康づくりに貢献していくのか、その方向づけが課題になります。

私は、五條先生に予防歯科のもっと大きな枠組みを視野に入れて医院方針を決めてほしいと期待しています。

19 ビジネスモデルとしての予防への視点⑤
院内マーケティングを機能させる

★P42～48

五條歯科医院のように、毎月300人の受診がある医院では通常、平均して30%、つまり90人が修復治療を終えていきます。

修復治療を終えた患者さんのうち10%くらいをセレクトして、メインテナンス患者に移行していくようにします。セレクトの基準は簡単です。

①アポイントを守る患者

②自費診療患者

③医院の推奨するケアグッズの購買履歴

見落としがちなのが③です。多くの歯科医院では、歯ブラシなどの購買を雑収入として計数処理しているだけです。標準的には、生活者の歯ブラシの消費額は年間で500円弱というデータと照らし合わせて、自院の来院者の中でケアグッズの購買額の高い人を絞り込むことが、潜在的なメインテナンス受診者を掘り起こすキーになります。

毎月10人ずつメインテナンス受診者を掘り起こしていけば、単純計算で年間120人、開業5年目には600人になります。予防歯科をメインにやっていくには、メインテナンス患者の数に関しても、それだけの基盤強化が必要です。

ところが、五條歯科医院のメインテナンス患者数は約３００人です。開業5年目で体制も整い、本格的な予防歯科への転換をはじめようとする現在、潜在的受診者を顕在化させるマーケティング視点が強く求められます。

こうしたケアグッズの購買と予防潜在受診者の関係性に着目して、ある歯科医院では待合室をショップ化して、メインテナンス率の向上に成果を上げています。積極的に通販や他の施設への供給をしている医院も、私のコンサルタント先の医院にはあります。

これは、すでに出てきた「絞り込み」ともかかわることです。五條先生の主な絞り込みは、自分の得意分野を絞り込むという「歯科医師としての視点」に立脚した部分がメインになっています。その方面から、予防歯科への想いを強めているのはわかります。しかし、経営者として行わなければいけない絞り込みは何か。予防歯科を前提にしているのであれば、前述のようにマーケティング視点の「受診者の絞り込み」なのです。

次に、予防歯科という健康文化（ライフスタイル）を理解し、五條歯科医院の目標である全面的な予防歯科の生涯顧客になってくれそうな人、その候補者への理解の求め方にも課題があります。メインテナンス自体を目的に受診を促すために、よくある「むし歯にならない」「プロのケアは気持ちがいい」のような説得は、医療サイドの視点です。

生活者の視点＝欲求は「白い歯でいたい」「美味しいモノを食べたい」「歯を誉められたい」

といった日常を気分よく過ごせることにあります。メインテナンスが目的ではなく、「美味しいモノを食べたい」が目的なのです。

こういったことを伝えるメッセージ性が、五條歯科医院からは感じられませんでした。大袈裟にいえば「五條歯科医院に行けば、こんな心地よい生活ができる」を、今後は生活者にアピールすることが必要です。このようなイメージ戦略が足りなかったことが、五條歯科医院における現実のメインテナンス受診者数に表れています。

五條先生は、今まで地域全体を視野に入れるという観点から、すべての生活者に予防歯科を啓蒙してきたので、メインテナンスへの誘導も、全方位に行ってきました。

地域のすべての人に口腔の健康を届けたいと願う、五條先生ならではの想いの強さは素晴らしいことです。しかし、地域生活者すべてを対象に予防をPRしたら、当然、承諾する確率は低くなります。同時に本来、重点的にPRしなければならない人に対する熱意も、他の人に対するのと同様（平均的）なものになってしまう傾向がありました。

この傾向は、開業3年目のニュースレターを通じての受診反応からも読み取れていました。開業4年～5年目にかけては、五條歯科医院の既存メインテナンス受診者が、潜在受診者を顕在化する担い手となってきたのです。

今後はメインテナンス受診者の顕在化に、ウェブサイトと生活者の心に響くイメージ戦略をとることで、五條歯科医院の経営基盤は盤石なものになっていくはずです。

20 予防型歯科医院の組織づくり①
「仕事の思想」の上にシステムは機能する

★P42～48

〝すごい会議〟導入の話を聞いたとき、五條先生らしいなと思いました。また、通常の歯科医院規模では高額なコーチング料の会議システムを果敢に導入したことについては、必要な情報の収集にはそれなりの対価が必要だと考える、五條先生の思いきりの良さも改めて認識しました。

理想追求のための現状の問題点は、予防歯科への傾注によるコストバランスよりも、組織内の目標管理にあると考えてのことでしょう。小組織では、このような内部統制をはかることに賛否両論ありますが、五條歯科医院が変わるためには必要な会議システムだったのでしょう。それは、何よりも五條歯科医院の行動力が確実に上がったことを証明しています。

たとえば、コンサルティング事務所への要求の期日や内容が具体的になってきたことも、その表れです。その一方で、内部での決定事項が、外部への絶対要求になってくることに対して、その説明責任が求められることに気がついていない点に、組織の幼さを感じます。また、すべてを洗いざらしにすることで問題点は見えてくるでしょうが、問題点が見えることと、具体的に解決する方法（内部だけの問題ではないケースが多い）とは別次元の場合であることもしばしばあります。

それは、組織によって「仕事の思想」が違うからです。自己啓発系の短期間で組織を変える方法論に欠落しているのは、「仕事の思想」です。「働くとは何か」「なぜ働くのか」「報酬とは何か」といったことを組織として深めることなしに、テクニックやシステムを学ぶため、視野の狭い組織になりがちです。小組織ほどシステムを学び実践することによって、具体的な効果も実感でき、それなりの評価も得られるため、組織がプロとして力をつけたと錯覚しやすいのです。

システム化による組織の変化は「仕事の思想」を深め、共有することなしに進むと、単なる操作主義の方法論と同じで、内部・外部の顧客離れを起こしていきかねません。

小組織がシステム化することなく、プロジェクトを遂行するケースはたくさんあります。そうした組織の特徴は、決断を下すことがリーダーの職務の核心となっていることです。予防型歯科医院では、リーダーである院長がさまざまな決断を宣言し、その実行を管理している医院、つまりリーダー率先型のプロジェクト遂行の医院が大半のようです。

〝すごい会議〟のようなシステムが必要かどうかは、リーダーである院長の資質次第です。良い悪いではなく、現状の五條歯科医院には会議システムを必要とする現実があったわけで、組織における根本的なリーダーのあり方を考える上で、興味深くもあります。

21 予防型歯科医院の組織づくり②
権限委譲があってこそチーム医療が機能する

★P42～48

チーム医療を志向する五條歯科医院でのスタッフ育成は、開業4年目から成果が見えてきたように思います。それでも五條歯科医院のいう現状のチーム医療は、歯科医師1人でも効率的に機能する医院であって、本来の複数の医療スタッフが有機的に機能し、高度な医療サービスを提供するためのものとはいえません。チーム医療を志向するための人事管理・教育・評価の基本的なものは揃いつつありますが、スタッフのモラルやモチベーション、院長のリーダーシップはこれから積み上げていく段階です。

開業3年目まで、五條先生のスタッフに対する姿勢は一貫性に欠け、権限委譲するスタッフを求めながらも、自分の手足としてしか扱ってこなかったのが実態でした。

五條先生は、本来相容れない権限委譲するスタッフと、手足とするスタッフ両方を求める傾向があります。しかし、最終的には権限委譲することができないため、スタッフが混乱しているように見えました。初代歯科衛生士はまさにそんな混乱の中で、退職していったといえます。ただ、5年目を迎え、歯科衛生士のリーダーには一定の権限を委譲していることから、スタッフのモラルやモチベーションは向上していくはずです。

22 5年目経営者としての五條院長を診断する 医療技術への評価が組織を押し上げる

★P49～54

五條歯科医院の歩みに対しては、これまで何かと厳しいことを書いてきました。しかし、私は五條先生の歯科医師としての資質はもちろん、経営者としての将来性にも、大きな期待を持っています。

この5年間を振り返って、五條先生の臨床家としての技術力やコミュニケーション力が格段に向上したため、業績も向上したのではないかと評価しています。もちろん、五條先生の技術に関して、歯科医師でない私が評価できる術もないのですが……。

多くの歯科医院を見てきて感じることは、組織管理のために、さまざまなシステムを導入しても、院長の技術力がともなわない医院は組織が安定しない、というケースがほとんどでした。やはり、歯科医院の本質は技術集団なのです。勤務医はもちろんのこと、歯科衛生士は冷静に院長の治療内容を見ています。

いくら患者本位の医療を唱えて接遇や管理体制を強化しても、患者満足を実現する先にあるものは、医療人の技術であることは疑いの余地がありません。患者の不満の本質は治療内容に多く、技術力に自信の持てない院長は、サービスやマネジメントの向上に、患者の不満解消を求める傾向があります。

そこに、院長の本質のすり替えが見えてしまうと、スタッフが面従腹背になることは珍しいことではありません。あくまでも歯科医院の基本的な価値は、治療やメインテナンス技術であり、接遇などは付帯的価値なのです。

五條歯科医院では開業当初から、院長の治療技術に対する不満が引き金となって離れていったスタッフはいません。長続きしないスタッフの多くは、院長とのコミュニケーションギャップが主たる原因でした。しかし、勤務医は五條先生と同じ出身校の後輩、歯科衛生士は新卒という、いわば同族環境ですから、治療に関する不満は出しづらい状況であったことも事実です。

今後、チーム医療制を志向していくにあたって、新卒でない常勤歯科医師や歯科衛生士を雇用していくとなると、今までのマネジメントやマーケティングを医療チームという組織に落とし込み、レベルアップしてきたのと並行して、臨床面での質の向上と同業からの高い評価が求められます。けっして経営面だけのアドバンテージでは、質の高いスタッフは集まりません。

また、臨床面だけでは、質の高いスタッフを雇用維持していくことはできません。内外から評価の高い歯科医院は、臨床と経営が高い位置でバランスを保っている医院です。そういった医院には、自然と質の高いスタッフが集まってくるのは、優良企業に能力の高い新卒が集まるのと同じです。

五條歯科医院でも、以前受付を担当していたスタッフは、内部マーケティングを担当するというように、職務がはっきりしていました。

そのスタッフは、仕事に対する意識も高く、自分の職務のリテラシーやスキルアップにもまじめに取り組んでおり、私の知る範囲では、患者評価も高かったはずです。しかし、他のスタッフの十分なコンセンサスを得ないまま採用したため、ギクシャクした人間関係が原因で辞めていきました。

このことからも、今後、院内の有資格者と業界外からの能力提供者との協調を確立するためには、院内の業務権限区分を明確にして、その仕切り役を五條先生自身で果たしていくことができなければ、組織を統括してチーム医療制というビジョンを実現することはできないと思います。

第3章

院長のためのマネジメント・ガイド

1 最初の難関は「開業（起業）意欲の持続」にある

(1) 開業に重要なのは「想い」の強さより計画性

開業するときの歯科医師の胸中は中長期的展望では誰しも希望に満ち、明るい未来を思い描いています。そして自分なりの将来ビジョンを考え、5年後、10年後の青写真を胸に描きつつ、開業のための準備を懸命に整えます。しかし、短期的に目の前の開業1年目を迎えるまでは、希望よりも不安、不安よりも恐れのほうが圧倒的に大きいのです。

なぜなら、開業のための資金調達は、近年では歯科医師過剰による医院経営不振を金融機関はよく知っており、開業資金の交渉をすることが並大抵のことではないからです。

このような過程を経て、自院を開業した時点での歯科医師の「起業」に対する想いの強さは誰しも変わりません。しかし、開業のスタートラインについた内容は歯科医師それぞれに違います。

自分のビジョン達成のため、懸命の準備をしたという表面的な意味は同じでも、自院を開業するという想いにどれだけの具体的な裏づけを準備したか否かは、院長の個性や考え方により千差万別、天と地ほども違うからです。

その準備の差は、開業後、日を追うごとに結果の違いとして出てくることが、嫌でもわかってきます。

開業にあたって、まず必要なのは次の３点です。

①開業に向けた院長の想いの強さ（モチベーション）

②その想いの強さを具体的な形に移すための綿密な計画性

③計画を実施に移すための適切な開業資金

この中から、あえてもっとも重要なポイントをあげるとすれば、②の綿密な計画性です。この計画性には、資金投入の適正な配分も含まれます。したがって、②と③は不可分なもので、これらが裏づけとなって、①にある院長の想いの強さを支えるのです。

ずいぶん前に見たアメリカの実録映画に、こんな場面がありました。

宇宙空間で故障した有人ロケットの乗組員に、ＮＡＳＡの職員たちが地上から修理のためのさまざまな指令を与えます。それがうまくいかなければ、宇宙飛行士たちは地球に帰れなくなるという緊迫した場面でしたが、そのとき陣頭指揮にあたったＮＡＳＡのリーダーは、スタッフに向かってこんな意味のことをいいます。

「飛行士をなんとか帰還させたいという胸の想いはホットでいい。だが仕事に向かう頭は常にクールでいよう」

よく「想いは通じる」といいます。しかし、その「想い」の源泉が単なる情熱では、得てして通じるものも通じなくなります。ホットな情熱を、有効な力に変換するための冷静な計算（計画性）が働いてこそ、「想い」は通じるのです。

「想い」の強さが成功の秘訣なのではなく、「想い」を具体化させる現実的で冷静な計画性や判断力がもっとも重要なのです。もっというと、冷静な計算（計画性）や判断力の裏づけがあれば、院長の想いの強さは推進力としてのパワーとなります。

逆に裏づけのない単なる情熱は、エンジンの馬力ばかりが強くて舵のない船みたいなもの。船（自院）はそのまま出発しても、いたずらに方向を誤り、難破するしかなくなることでしょう。

⑵　事例１：開業への「想い」を逆手にとる悪徳ディーラーに要注意！

開業する歯科医師の資金計画の柱となるのは、日本政策金融公庫の融資限度額7200万円の新規開業ローンです。しかし、最近では、開業する歯科医師の事業性に対する評価は低く、担保や保証人の評価に対して融資額が決定されているのが現実です。

以前ならば、政策金融公庫からの融資は、3500万円平均で実行されていましたが、この4～5年は3000万円以上の融資実行は難しくなっています。政策金融公庫で5500万円平均の開業資金を調達するには、自己資金1500万円程度と評価額3000万円程度の担保が必要です。

　しかし、自己資金を1500万円貯めている歯科医師は、私の経験からは20%もいません。また、仮に自己資金1500万円と十分な担保がある歯科医師でしたら、開業資金を政策金融公庫から調達することなく、都銀や地銀からの融資を検討したほうが、金利面で有利なことは間違いありません。以前は、十分な自己資金と担保を有していない歯科医師を救済するのが、政策金融公庫でしたが、前述したようにそのような機能は期待できないのが実情です。これは、開業する歯科医師の計画性以前に、歯科業界の事業性のなさ、経営の厳しさが反映されているからです。

　そして今、政策金融公庫に代わって開業資金の未調達を補うのが、医療系ノンバンクやリース会社です。また、政策金融公庫も医療系ノンバンクの融資確約があれば、単独では融資しないケースでも、融資実行をするケースもあります。

　このようなケースで注意しなくてはならないことは、政策金融公庫の融資がノンバンクの融資を補うような補完的バランスにしないことです。返済負荷を考えると、ノンバンクやリース会社からは、開業資金全体の40%以上の資金調達やリースは極力避けるべきです。最近では診療報酬担保ローンを組む歯科医師も見受けますが、開業後の設備投資や事業展開費用の調達が、他の金融機関からはほぼ不可能になり、身動きがとれなくなります。

　このように、バランスを崩した開業資金の調達は、歯科医院を開業しただけで、その後の医院の成長速度を遅らせ、単に自分の医院を持っただけで、歯科医師として自分のビジョンが描けない医院経営を余儀なくされます。これでは、機材を製造販売するメーカーやディーラーのために開業したようなものです。

都心部での開業を予定していた審美歯科のスタディグループに所属するT先生は、自己資金不足のため政策金融公庫からの融資が不調に終わり、さて資金計画をどうしたものかと思案していました。その時、声をかけてきたのが歯科ディーラーのA社の社長でした。開業資金の一部を提供し、リース会社も紹介するから、自らも医院経営に参画させてほしい、といった条件でした。

T先生から相談を受けた私は、A社の社長の芳しくない噂を聞いていたので、別件で依頼されていたA社が紹介する居抜き物件を調べてみました。するとその居抜き物件は、空調機は二重リースが掛けられ、ユニットはリース会社の所有権を示すシールがはがされ、10年以上前のものと思われる中古品が置いてありました。しかも、院内の医療器材は、ほとんど新品同様のレーザーやデジタルビジュアル機器、マイクロスコープなど最新のものがあり、すべてリース会社のシールが貼られていました。

経営難から医院を手放すのに、多額のリース残がある新品同様の医療機器を不自然に思い、医院所有者のF先生に問いただすと、運転資金ほしさに、A社から医療機器に運転資金を上乗せさせたリース契約をすすめられたとのことでした。しかも、そのリース物件のレーザーなどは、A社が、他院に売却して現金化してF先生に渡すことになっているので、居抜き物件として譲渡する医療機器ではないとのことでした。

A社は、リース契約で利益を得て、リース物件を転売することで再度利益を得ていたのです。F先生も開業する際に、A社社長から500万円をある時払いで貸してもらったそうです。これでは、A社の販売協力のために開業したようなものです。その後、T先生はA社社長からの申し入れを断り、2年間開業を遅らせ、自己資金を貯め、政策金融公庫と地銀の保証協会付き融資で開業して盛業しています。

歯科業界全体が長い不況下にあるため、最近では中期的な視点で歯科医師の開業を支援し、歯科医院の盛業を歯科流通業者の利益とし、還元してもらう業者ばかりではありません。A社のように、開業資金の提供や保証人になってまで、開業機材を販売して、その後ルートセールスの訪問先を確保しているケースもあります。

このようにしてまで開業歯科医師を確保するのは、コンプライアンスに反するばかりでなく、歯科医師側は過剰な返済計画を強いられるため、廃業に追い込まれるリスクが高くなります。かくして廃業した歯科医師に残ったものは借金だけ。しかし、開業させたディーラーA社は、その医院を居抜きで販売して、新規開業時の利益と居抜き医院の譲渡益で貸付金を棒引きし、さらに利益も得ているケースさえあるのです。

開業する歯科医師も、すでに開業している歯科医師も、一番身近な自院のステークホルダーとして、歯科ディーラーをとらえなおす必要があります。目の前の利益が符合するからといって、関係を持つのではなく、中期的に互いの利益を共有できるか否かが、ディーラー選択の鉄則です。

(3) 立地特性を把握した経営体制を築く

院長の想いの強さを、適正な推進力に変換してくれる計画性は、開業後の展開だけでなく、開業前から発揮される必要があります。具体的には前章にも書いたように、院長が開業する地域の特性をよく知るためのマーケティング調査の実施と、そこから得られるデータの活用です。

まず、その地域において来院が予測される、患者さんの年齢構成〔図表2〕を知らなければなりません（これから患者さんになってくれそうな地域の年齢層の把握）。同様に開業地域の人口動態の推移〔図表3〕（患者数の増加が見込める地域であるか否か）、患者さんの来院エリア（どのエリアの住人が自院の患者さんになるのか）、地域における他の歯科医院との競合環境〔図表4〕（ライバル歯科医院の有無と対策）、開業地域の消費指数〔図表5〕（経済レベル）――などの基礎データです。

マーケティング調査で得られたそれらの事前データをもとに、地域の患者ニーズを割り出すことにより、自院の地域に適合したスタイル・診療方針などが自然に出てきます。

診療方針が決まったら、次にそれを地域の人びとに知ってもらうための広報活動を行い

〔図表2〕

人口ピラミッド

統計データ
男性　2,109人
女性　2,086人

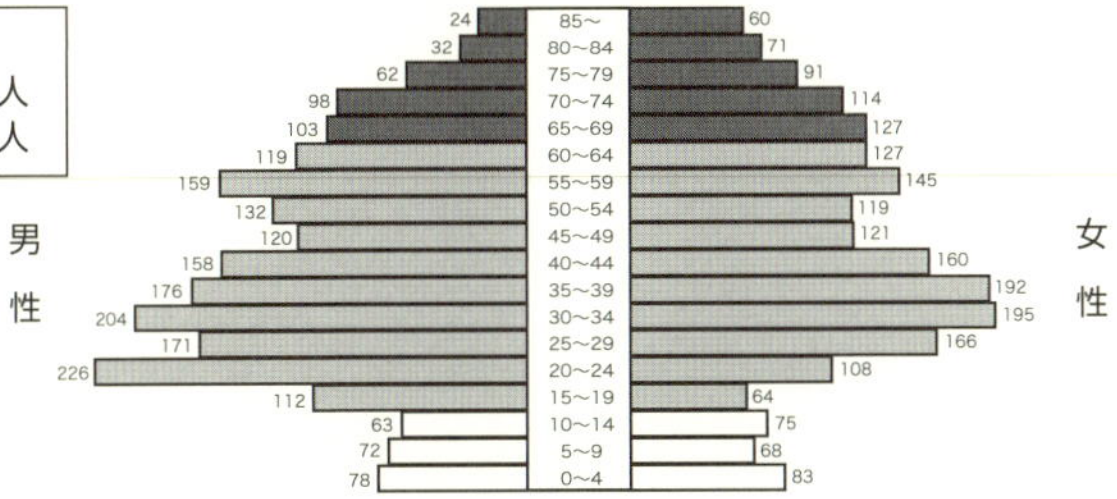
男性
女性
24 85~ 60
32 80~84 71
62 75~79 91
98 70~74 114
103 65~69 127
119 60~64 127
159 55~59 145
132 50~54 119
120 45~49 121
158 40~44 160
176 35~39 192
204 30~34 195
171 25~29 166
226 20~24 108
112 15~19 64
63 10~14 75
72 5~9 68
78 0~4 83

〔図表3〕

人口推移のグラフ

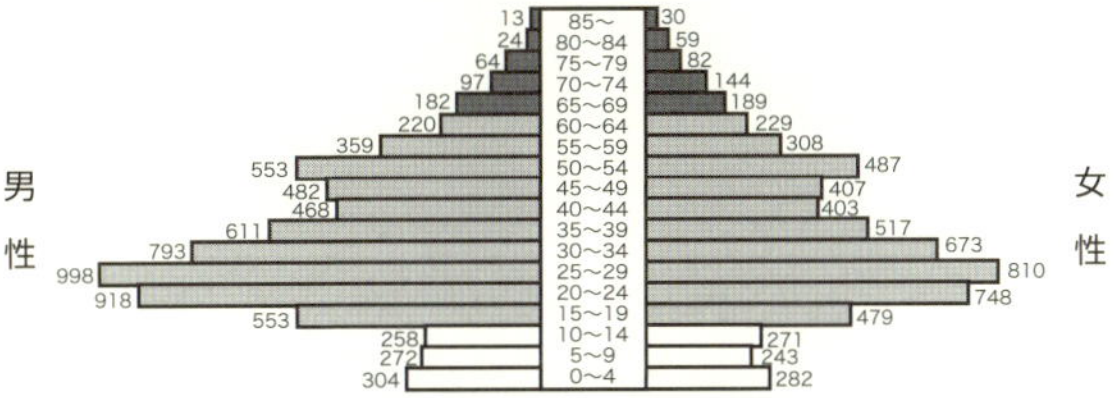
男性
女性
13 85~ 30
24 80~84 59
64 75~79 82
97 70~74 144
182 65~69 189
220 60~64 229
359 55~59 308
553 50~54 487
482 45~49 407
468 40~44 403
611 35~39 517
793 30~34 673
998 25~29 810
918 20~24 748
553 15~19 479
258 10~14 271
272 5~9 243
304 0~4 282
平成12年度（推計）

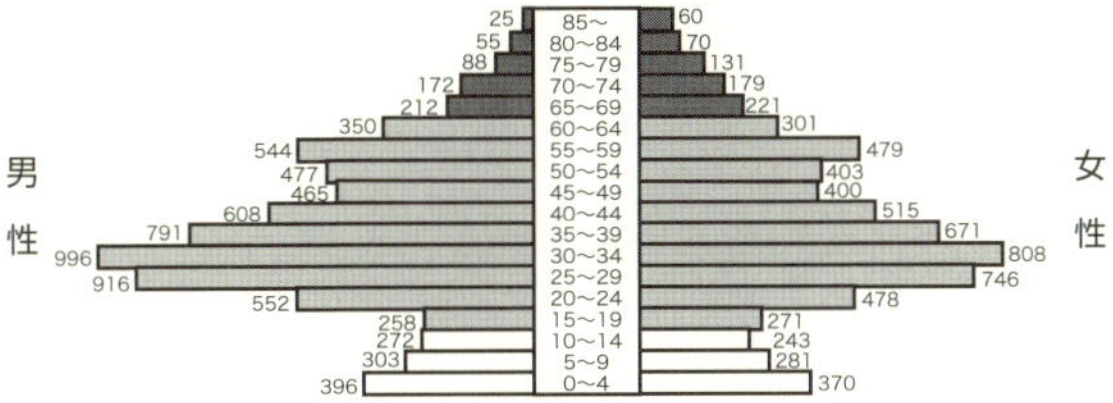
男性
女性
25 85~ 60
55 80~84 70
88 75~79 131
172 70~74 179
212 65~69 221
350 60~64 301
544 55~59 479
477 50~54 403
465 45~49 400
608 40~44 515
791 35~39 671
996 30~34 808
916 25~29 746
552 20~24 478
258 15~19 271
272 10~14 243
303 5~9 281
396 0~4 370
平成17年度

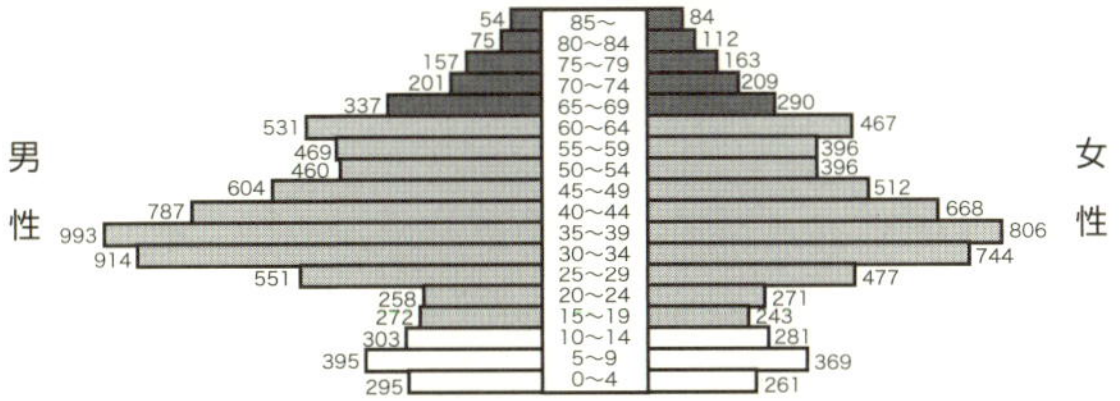
男性
女性
54 85~ 84
75 80~84 112
157 75~79 163
201 70~74 209
337 65~69 290
531 60~64 467
469 55~59 396
460 50~54 396
604 45~49 512
787 40~44 668
993 35~39 806
914 30~34 744
551 25~29 477
258 20~24 271
272 15~19 243
303 10~14 281
395 5~9 369
295 0~4 261
平成22年度（推計）

ます。ニュースレターなどを作って、来院エリアの各戸に配布するポスティングの実施や、さりげなく自院の診療方針を表現した、シンプルだが心象に残る看板の制作と設置。同時に、開業後すぐ院内に置くパンフレットの準備もしておきたいところです。

開業前からウェブサイトを立ち上げ、事前に自院の診療方針や院長およびスタッフのプロフィールを伝えておくのも効果的です。その結果として、開業前に地域住民からウェブサイトに好意的な書き込み（開業が楽しみです……とか）がされるようにでもなれば、第一段階クリアです。

はじめて開業を目指す歯科医師は、このように地域の患者ニーズから割り出された診療方針をまず打ち出すこと。そして、診療方針に合わせたさまざまな事前準備を行いつつ、患者ニーズに合わせた歯科医院づくりの方向性を構築していくのが王道です。

なかには開業を前に、すでに自分の求める確固たるスタイルがある、と思っている歯科医師もいることでしょう。そうした歯科医師にとっては、最初に自分のスタイルありきで、そのスタイルに合った地域を綿密に探すことこそが、何よりも重要だということになるのかもしれません。しかし、開業前のそうした想いにこだわりすぎるのは考えものです。

院長の理想と地域住民のニーズにギャップがあった場合には、院長の方針の押しつけになってしまい、ニーズが顕在化するまで運転資金が枯渇してしまう恐れがあるからです。たとえば、今は主訴のみを治療してほしいと思っている新規患者に、全顎的自費治療をす

〔図表4〕　**競合歯科医院の状況**（2008年現在）

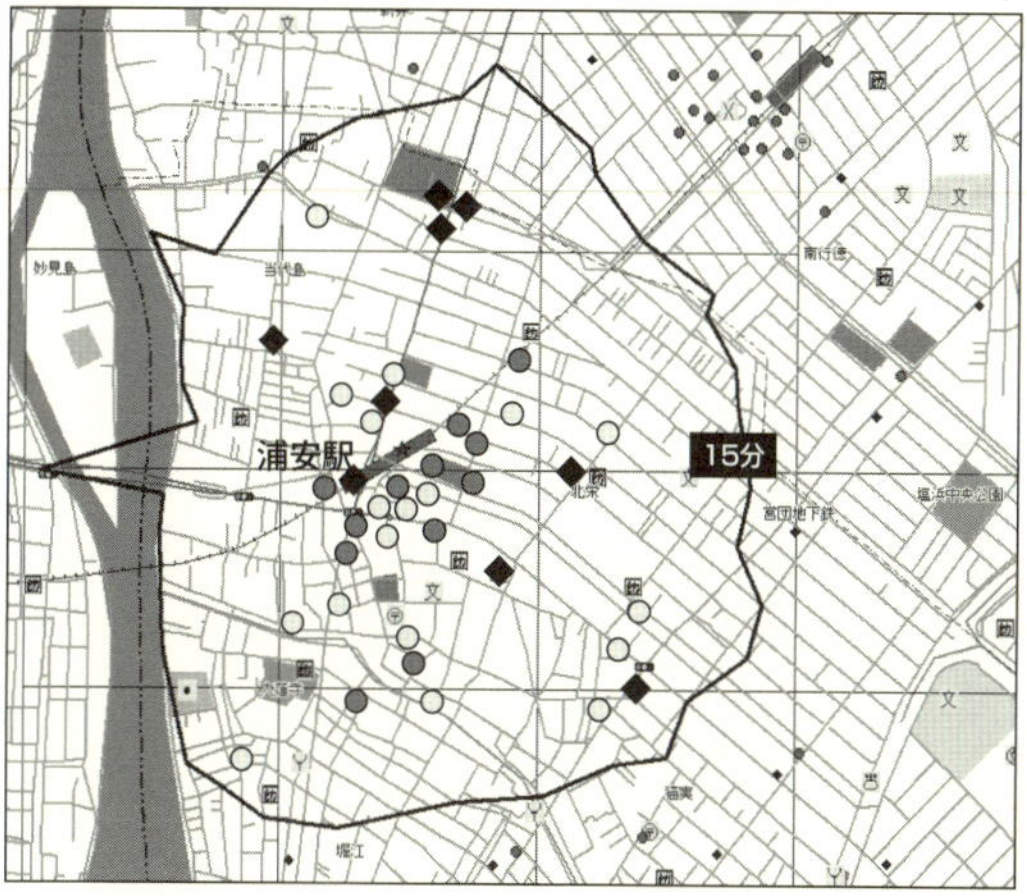

○ 歯科医師会加入歯科医院（18件）
● 歯科医師会未加入歯科医院（12件）
◆ コンビニエンスストア（9件）

すめたりすれば、その患者さんがリピーターになってくれる可能性は減るばかりです。

歯科医療的に良い治療と、患者さん側が良しとする治療には、大きなギャップがあるのです。最良の治療を施すことと、患者満足が一致することが、将来像的なビジョンとして必要ですが、開業後の5年間は、むしろそれを実現するための「助走期間」と考えるべきでしょう。そして、理想というのもまた、助走期間に数々の現実問題の洗礼を浴びることにより、どんどん変化していくものです。

したがって、自分のビジョンにある程度沿った立地条件で開業のメドがたったら、その中でどのように勝負していくかを考え、実施することのほうが重要です。そこで求められるさまざまな条件や制約の中で、試行錯誤しながら自分の顧客をつかむ、あるいは育てる努力をするのです。

信頼感を得られれば、たとえばメインテナンスや予防、自費治療への誘いもよりスムーズにできるはずです。開業当初に思い描いていた理想を追求する足がかりが、それでできるわけです。

あるいは前述したように、開業当初に思い描いていた「自分にとっての理想的な歯科医院像」が、助走期間を経て変化することがあっても、それはそれで当然で、経営者として進化したと理解するべきです。

(4) 起業意欲の持続は患者数に左右される

私はこれまで、最終的に自分の顧客となった人も、そうでない人も含めて、さまざまなタイプの歯科医師による「開業（起業）前後の状況」を見てきました。

しかし、前述のようにきちんとしたマーケティングなどによる事前準備をせず、情熱にまかせて勢いだけで開業してしまった歯科医院の多くは、数ヵ月にしてスタッフの心が院長から離反していくという悲劇に見舞われています。

それはなぜでしょうか？　きちんと事前準備をせず、地域の人びとにしっかりアピールしてこなかった歯科医院には、実は、肝心の患者さんがあまり来ないからです。

地域の実情をほとんど知らず、地域のニーズと自分の方針が合っているかどうかもろくに考えないまま、ましてや自院がどのような診療方針を持っているかのアピールさえもせず、無防備に開業してしまったのでは、それも当然です。

歯科医院の患者さんはおおむね保守的です。一度決めた歯科医院に多少の不満を持ってはいても、別の歯科医院との相性が必ずしもいいとはわからないので、そのまま通っているという人は多いものです。ただし、この保守的な気持ちの裏には、自分とより相性のいい別の歯科医院があることが保証されるのであれば、そちらに乗り換えたいという願望も絶えずあります。

新規歯科医院の食い込む余地がここにあるわけです。しかし、食い込むためには患者さんのニーズを知り、実現してあげることが何よりも重要です。その「保証」を前もって地域の人びとに知らせることができていれば、開業したばかりの歯科医院をのぞいてみようという人は少なくないはずです。

かくして、満を持して開業した自信のある院長は、予想どおりの来院者数が実現すれば「やっぱり」という手ごたえを感じられるでしょう。また予想よりも低かった場合にも、自分の準備のどこに抜かりがあったのかを素早く検証し、すぐにその解決に向けた手を打つことができるのです。ですから、事前の準備をきちんとしてきた院長の意欲は、開業当初の患者数がどうあれ、盛んなままです。

それに対して、きちんとした事前の準備をせず、勢いだけで開業してしまった院長には、

〔図表5〕

開業地域の消費指数表

※夜間人口

調査地域		徒歩15分圏内
昼間人口総数（人）		61,016
夜間人口総数（人）		45,589
65歳以上の人口（人）		8,235
世帯数（軒）		24,928
全産業事業所数（軒）		3,599
歯科診療所数（軒）		44
保健医療サービス（千円）	合計	1,666,360
	1人当たり※	36.55
歯科診療代（千円）	合計	385,255
	1人当たり※	8.45
歯ブラシ（千円）	合計	19,166
	1人当たり※	0.42
住宅関係負担費（千円）	合計	899,693
	1人当たり※	19.73
インターネット接続料（千円）	合計	325,859
	1人当たり※	7.15

なぜ患者が来ないのかを検証する方法すらありません。地域特性もニーズも知らないのですから、検証のしようもないのです〔図表5〕。

できるのは「患者が来ない」と悩むことだけ。いわゆる思考停止状態のまま、モチベーションは一気に下がります。そして次に何をするかといえば、おそらくは単純な「次の資金繰り」に走ります。

開業にあたってもずいぶん借金をしただろうに、こうなるともう追加融資で穴埋めをするという、多重債務に至る泥沼の道しかありません。中には、保険の不正請求に走るケースもあるでしょう。

院長の不正行為はスタッフに筒抜け

です。やってもいないことがレセプトに書かれているのですからそれも当然です。おまけにそういうことを始めた院長は、地道な医院運営よりも、資金繰りのことばかりに目が向いているため、心ここにあらずの状態になるのが常です。かくしてスタッフの心は急速に離反していきます。

このような状態になるのには、早いケースで開業２ヵ月もあれば十分なのです。

(5) 重要なことはまず運転資金の確保！

開業（起業）意欲——というと、人はつい安直に「情熱の問題」と受け取りがちです。もちろん情熱は大切です。しかし、それ以上に大切なのは、前述のようなきちんとした事前準備、そして情熱を具体化（数値化）して考えることのできる冷静な計画性です。

事前準備や計画性のない情熱（単なる精神論）は、少なくとも歯科医院の開業と経営においては原動力になりえません。むしろ「失敗の素」だと考えてください。

では準備の違いによって、開業後にどのような差が具体的に出てくるのでしょうか？

歯科クリニックの新規開業に必要な資金を、仮に５０００万円としましょう。５０００万円というのは、ユニット２台にレントゲンその他の検査機器、常勤医師（院長）１名、非常勤医師１名、歯科衛生士１名、歯科助手２名程度を陣容とする歯科クリニック——という想定です。

こうした陣容でいくと、月に約２００万円の運転資金が必要です。コンサルタントの立場からすると、運転資金は少なくとも、半年分の１２００万円を確保しておきたいところです。

まず保険診療の特性として、歯科医院の収入は３ヵ月目から入ってきます。つまり、最初の２ヵ月は無収入です。月約２００万円×２ヵ月分として、開業後の２ヵ月間で最低４００万円という、黙っていても「ただ出ていくお金」があることを覚悟しておくことです。

何を当たり前のことをいっているのかと、呆れておられる読者もあるでしょう。ところが、こうした発想がまったくない院長が実際に存在するのです。

彼らは、普通なら当然わかるそのような事態を予期していないため、患者が来ないと余計にあわてます。たとえ患者が来ても、最初の２ヵ月は窓口収入だけなわけですが、患者が来ないという現実に触れて初めて「今さらながら……」そのことに気づくわけです。

とにかく開業を、というやみくもな情熱の火はこの瞬間、一気に水を浴びせられたように消えます。それは極端な例にしても、少なくとも半年分の運転資金を準備しておく冷静さがあれば、それ以外のお金の使い方、資金計画の準備も怠りないはずです。

開業後３ヵ月目、４ヵ月目ぐらいになると、患者の流れが一巡してきます。そのことによって、事前準備のときに思い描いていたさまざまなことの再確認、検証が可能になります。また、毎月入ってくる収入の平均値も出せるようになり、今後の経営の展望を落ち着いて考えることができるようにもなります。運転資金の適正な事前プールは、そのために必要不可欠な準備なのです。

(6) 開業前にこそ資金投下すべき

開業資金の使い道でもっとも額が大きくなるのは、不動産物件の確保や改装の費用を除けば、やはり医療機器・資材の購入費でしょう。前述のように当面の運転資金もまとまった額になります。

医療機器・資材の購入費、開業後の運転資金の確保と同様に重要なのは、前述したマーケティングなどの「事前準備」のための資金投下です〔図表６〕。

ご説明したとおり、マーケティングというのは単なる調査にとどまりません。調査・分析したデータをもとに、こちらの想いやサービスを、どのように地域の生活者に伝えていけるかということを含め、そのためのさまざまな方策を立て、実施していきます。当然のことながら、これらの活動には費用がかかります。

具体的には、1ヵ月の運転資金と同額程度の費用を事前に投下することが望まれます。最初の2ヵ月ないし3ヵ月は、無収入になることを覚悟の上で、半年分の運転資金を確保し、なおかつマーケティングなど開業の事前準備のために、1ヵ月の運転資金分程度の資本投下を行うことになります。

5000万円の開業資金を用意できた人でも、この時点ですでに1400万円分（事前準備費用＋6ヵ月間の運転資金）が「絶対に使うべき費用」として消えるわけです。残りの3600万円で、不動産物件の確保および内外装費用、医療機器・資材の購入費、スタッフの採用費他の諸経費とします。

本書の共著者である五條先生の開業時の状況は、その点、非常に自分に厳しく、また冷静な計画性のもとに、先見の明のあるお金の使い方をしたと私は評価します。

まず開業資金そのものが3000万円～3500万円程度と、かなり少なめでした。五條先生はその中でも十分な運転資金の確保を行い、事前のマーケティングや採用にもきっちりと必要なお金をかけました。

その代わりにユニット2台のうち1台を中古で購入するなど、中古で済ませられる部分は中古で済ませました。名より実を取ったのです。内装工事も、診療室・消毒コーナー・検査室・待合室・トイレなどの必要不可欠な部分にとどめ、バックヤードには手つかずのままの部分もありました。

この時点で先々のことを考えていない人は、自己資金が足りない分、たとえば医療機器などをリースで確保しようと思いがちです。医療機器をすべてリースにすると、最初のうちはずいぶん得した感じがします。購入を止めてリースにすることで「浮いた分」を、別

〔図表6〕　**プロモーション概算費用**

配布物	内容	枚数	単価	金額	金額（税込）	備考
ニュースレター	〈印刷関係費〉 ①すべて折込の場合					
	印刷費（分配費含む）	16,000	5.7円	91,200円	95,760円	両面カラーＡ４二つ折り　コート90kg　６日納期
						※最大配布数15,700枚、控え300枚とした場合
	②本町４・５はポスティング、本町１・６は折込の場合					
	印刷費（分配費含む）	11,000	6.5円	71,500円	75,075円	両面カラーＡ４二つ折り　コート90kg　６日納期
						※最大配布数10,500枚、控え500枚とした場合
	③すべてポスティングの場合					
	印刷費（分配費含む）	5,500	7.5円	41,250円	43,313円	両面カラーＡ４二つ折り　コート90kg　６日納期
						※最大配布数5,300枚、控え200枚とした場合
	〈配布費用〉 ①すべて折込の場合					
	新聞折込（朝日・読売）	15,700	3.6円	56,520円	59,346円	枚数・単価は折込広告代理店の資料による
	②本町４・５はポスティング、本町１・６は折込の場合					
	ポスティング	3,100	5.5円	17,050円	17,903円	配布数は世帯数×0.7で算出、単価は参考値
	新聞折込（朝日・読売）	7,400	3.6円	26,640円	27,972円	枚数・単価は折込広告代理店の資料による
	③すべてポスティングの場合					
	ポスティング	5,300	5.5円	29,150円	30,608円	配布数は世帯数×0.7で算出、単価は参考値

【配布対象地区】本町１・４・５・６丁目
※新聞折込の場合は配達エリアが決まっているため、上記地区を含む総配布数として算出している

の部分に回せるように思えるからです。そもそもそれを「浮いた分」と考えるところに落とし穴があるわけですが……。

リース料が気にならないほどに売上げが上がれば問題はありません。しかし、売上げが思ったほど上がらなかったときのリース料は、最初に長期借入金で購入してしまったときの月々の支払以上に負担になっていきます。

それでも無理して購入したものであれば、やがて減価償却されていきますが、リース品の場合にはずっと払い続けなければなりません。リース品からリース品へと切り替えていけば、常に新品が使えるといっても、自分のものにならないだけでなく、契約を途中で切り替えれば支払の負担がどんどん大きく膨らんでいきます。

その分を補えるほど収入が上がればいいのですが、そもそも計画性のない開業をしてしまったために、そのような事態を迎えているのです。この状況を好転させる材料はほとんどありません。必然的に開業時の意欲（モチベーション）はすでになく、低下していくばかりです。

そうなると、毎月どのように乗り切るかのみが最重要課題となってしまい、中期的展望を踏まえた経営などできなくなります。このような院長および歯科医院に、能力のあるスタッフがついていくはずもありません。残るスタッフも新たに採用したスタッフも、院長同様に目先のお金が必要な人材ばかりです。

こうした組織で、永続的な経営が可能な仕組みができるわけがないのです。

(7) 起業意欲の持続は歯科医療への本気度で決まる

歯科医院が開業後に苦境に陥り、早期に破綻していくパターンには、いくつかの分類ができます。

代表的なもののひとつは、これまで述べてきたように、院長の情熱や個人的な想いによる勢いだけで開業したものの、事前準備の不足などによって自滅し、スタッフも離れていくというパターンです。

また、資金を投入する場所や場面を間違え、その最初のつまずきから立ち直れないまま、なおも院長の独りよがりの経営を続けたため、スタッフの離反を呼び、自滅していくというパターンも少なくありません。

事前準備がないということは、その院長に開業にあたってのビジョンも戦略も、当面の戦術もなかったということです。きちんとした資金計画を持てず、資金を投入すべき部分で投入できないままにつまずいてしまった院長には、おそらく自分が将来こうなりたいというイメージは、ついに持てなかったに違いありません。

成功することを本気で考えているからこそ、考えられる事前準備のすべてを徹底的に行い、満を持すことができるわけです。

いくら「やる気がある」と言葉だけでいっても、こうした徹底的な準備のない「やる気」は、結局「本気ではなかった」ことの証左になるのではないでしょうか。

精神論的な意味ではなく、成功する歯科医院の院長には、開業以来の起業意欲が絶えることなく持続しています。彼らには、自分の到達する場所や位置のイメージがきちんとあります。ビジョンや戦略、戦術もその場所や位置に到達することを前提に、きちんと逆算されて生まれているからです。

真の起業意欲とは、徹底的な準備や綿密な計画性を含めたものをいいます。そうした真の意味での起業意欲を、開業以降もずっと持続できる院長こそが、成功する院長だといえるでしょう。

そして、この起業意欲の持続が問われ、試される場面は、開業数ヵ月目を皮切りに、1年目が過ぎ、さらに2年目、3年目、4年目と時間の節目を経過するごとに、次のフェーズへステップアップする意欲の有無を、院長自身に厳しく問うかのような形で、必ず表れてきます。

それら節目ごとに問われるポイントと、それを乗り越え、ステップアップしていくのに必要な要素とは何かについての具体的な話を、次項で展開していくことにします。

2 足りない能力を補完する

(1) 2年目の陣容のあるべき姿

いうまでもなく、現在の歯科診療の基本はチーム医療です。歯科の治療に関してはドクターの独壇場ですが、医療サービス機関としての歯科医院が、患者さんに提供するべき機能は幅広く、ドクター(院長)の能力だけでは成り立ちません。

メインテナンスや予防といった口腔衛生全般をサポートする歯科衛生士、スムーズな治療をサポートする歯科助手、患者さんへの接遇に不可欠な受付スタッフ(フロント)なども含めてのチーム医療です。

さらには、口腔の健康の実現を窓口とする、より幅の広い「幸福体験」を、患者さん、というよりも顧客に提供するサービス産業としての側面も重要であり、ドクター(院長)を核とするチームの総合力、チーム医療のウエイトはさらに高まります。

とはいえ、現実問題として開業後の1年間は、院長と歯科助手だけでなんとか乗り切り、新たに患者さんとなってくれた地域の人びとの初期治療をひととおり済ませる→次の段階として2年目からメインテナンス、予防にいよいよ力を入れるために歯科衛生士を補強する→さらに軌道に乗れば、受付と事務専任のスタッフも入れる、というような段階を踏んだ形をとるケースが多いはずです。

その形はさまざまだと思いますが、いずれにしても開業2年目からは、院長の能力を補完する布石を打つことで総合力を上げ、自院の陣容を安定化させていくことを意識したいものです。

とくにファミリーデンティストを目指す歯科医院であれば、このように陣容をきちんと整え、明確なチーム医療の姿勢を前面に打ち出すことは、患者（顧客）の安心感を引き出すという意味でも重要です。

そして、歯科衛生士や歯科助手、受付のスタッフなど全員が、院長の診療方針、自院の運営方針を熟知し、患者からの問いかけに対しても、内容的に院長の方針からブレることなく、チームとして一本芯の通った応対をすることが大切です。そのことによって患者さんの顧客化、さらにはこの医院（院長）に任せておけば万事安心だと患者さんが思い始める、いわゆるステークホルダー化が見込まれてくるからです。

(2) 事例2：チーム医療実現にはお金がかかる

開業して1年が経過し、ようやく医院のキャッシュフローが何とか回りだしてくると、次に気になりだしてくるのがスタッフの働きぶりです。

埼玉県のある私鉄沿線駅前ロータリーで開業して2年経ったD先生は、開業後1年が過ぎた頃までは、毎日の新患数と月末の支払に意識が一杯でしたが、患者数と資金繰りにメドが立ち始めたところ、自分が理想とする予防を主体とした医院経営にシフトするため、あるセミナーを受講しました。

そのセミナーでは、コ・デンタルスタッフの重要性を具体的に話されていました。D先生は、ケーススタディとして紹介された医院の歯科衛生士や受付の能力の高さに、自院のスタッフと比較し愕然とさせられ、セミナー会場を後にしました。

それからというものD先生は、スタッフの向上心のなさや経営に対する危機感の希薄さが気になりだして仕方がなくなり、ミーティングを開いては注意の繰り返しの毎日になりました。得てして経営が順調なときやスタッフが院長と同じベクトルで行動しているときは、スタッフの至らない言動も気にならないものです。

しかし、D先生の医院経営は安定化しつつありましたが、自分の理想とする医院づくりの想いをスタッフと共有できていませんでした。本来ならD先生のビジョンを伝え、理解を得ることにミーティングは存在するはずですが、いつの間にか院長の小言の場となっていきました。D先生のビジョンが伝わっていないスタッフには、D先生のスタッフに対する叱咤激励が、時に理不尽なものになってしまい、スタッフの不満が態度に出てはまた注意をされる、といった悪循環を引き起こしていました。

さらにD先生は、コンセプトが医院で共有できていないにもかかわらず、ビジネス書から得た知識で成果主義を導入して、スタッフの仕事ぶりに満足がいかないことを理由に賞与をカットしたのです。明らかに予防歯科へのシフトと自院スタッフとのギャップに対するD先生の焦りが、このような厳罰主義に走らせたのです。D先生は、予防歯科のグループで、さらに医院経営のシステム化について学び、傾注していきました。

本来なら、この段階で並行してスタッフの内発的動機をアップする機会づくりや実践的仕組みを設ける必要があります。しかし、D先生はスタッフのやる気を引き出すことには無関心でした。そうこうしているうちに、スタッフは1人辞め2人辞め、採用してはまた辞めを繰り返す医院になったのです。こういう流れに医院がなってくると、院長の求心力はなくなり、退職者がさらに退職者を呼ぶという悪循環が起きます。

それに伴い、求人費が経営を圧迫し、採用した新人スタッフに仕事を教える時間と労力で、神経と体力をすり減らしだします。D先生は自分のビジョンを知るよしもない新人スタッフの能天気な言動に腹が立ち、診療に集中するどころではなくなってきました。こういった重い雰囲気はいつの間にか患者さんにも伝わり、D先生の医院の患者数はどんどん減っていく一方です。せっかく積み上げてきた1年あまりの実績も、スタッフに自分のビジョンを伝え、理解を得ることを怠ったあまりに崩れていったのです。

自分のコンセプトを医院で実現するには、十分な時間をかけて、スタッフをそのコンセプトに共感するレベルまで引き上げていく努力が必要です。それには、院長自身の気持ちと医院経営に余裕がなければなりません。そのために、患者さんを集め売上げを上げること、つまり自分のコンセプトを実現するためのお金を稼ぐことに、1年目から2年目は集中することが、院長の仕事なのです。チーム医療を実現するためには、従来の歯科医師中心の医院よりも、院長の気持ちと財務にゆとりが必要なのです。

(3)　2年目から着手したい顧客管理

開業当初は、歯科助手ないし歯科衛生士が受付も兼務するという例は珍しくありません。しかし、開業後しばらくは問題ありませんが、患者数が順調に増え、医院がある程度の規模になったら、確実に顧客管理の必要性が出てきます。その際には、医療事務全般に通じた、マネジメント能力のあるフロント業務者としての受付がやはり必要になります。

本格的な顧客管理は3年目くらいから行うにせよ、そのための基礎データづくりは1年目から始めなければなりません。また、初期治療の終わった患者さんがプールされてくる2年目は、リピーター化・顧客化のための方策を本格的に開始するべき時期です。

リピーター化および顧客化の第一歩は、やはり初期治療がひととおり終わった患者さんへのメインテナンスや予防の呼びかけから始めるのが順当です。その受け皿としての歯科衛生士の存在感は2年目以降、いよいよ高まってきます。この段階で院長と歯科衛生士とのリレーションをしっかり構築しておくことは、まずチーム医療を本格的に推し進めるための第一歩になります。同時に、出発したばかりの医院から、もう一歩ステップアップしていくために不可欠な、医院としての「能力の補完」となります。

いずれにせよ、この時期には「せっかくつかんだ患者（顧客）を離さない」ための地道な努力が必要であり、顧客管理はそのためのシステム化された手法なのです。

たとえば、最近新たに通い始めた患者さんを「新規患者」と分類します。同様にひととおりの初期治療が終わっている患者さんは「既存患者」。既存患者のうち、その後も複数回来て、メインテナンスも含めたケアを行っている患者さんは「リピーター患者（優良患者）」。既存患者のうち、メインテナンスの必要な時期であるにもかかわらず来院しない患者さんは「休眠患者」。このように分類します。

前述したように、新規患者と既存患者には、治療終了後にメインテナンスと予防治療への誘いを行うこと、すなわちリピーター化をはかることが顧客管理の第一歩となります。

それは1年目から行える顧客管理ですが、2年目にはリピーター患者（優良患者）へのさらなる働きかけと、休眠患者への対策にも着手したいところです。

まずリピーター患者に対しては、自院との関係をより深めてもらうため、院長および歯科衛生士が、口腔の健康管理などについての情報提供を来院の際にさりげなく、しかし、繰り返し行います。こうした地道な努力には、リピーター患者をやがて家族ぐるみの患者へと拡大させたり、口コミで友人・知人へと患者さんの輪を広げさせてくれる効果があります。

同時に、診療の際に行っている情報提供をさらに補完するような内容のコメントや、新たな情報の付加をウェブサイトで実施すれば、効果はより増大することでしょう。日常的に肉声で聞いている口腔の健康管理に対する院長や歯科衛生士からの助言が、より詳細にウェブサイトで展開されていることにより、その一貫性を確認したリピーター患者は、医院への信頼感をより一層強めるのです。

休眠患者への対策についても、直接コンタクトすることはできませんが、ウェブサイトからの呼びかけは容易です。治療が終わったら、次はメインテナンスへの関心を高めることが重要であり、さらにその関心を予防につなげていくことが口腔の健康管理、ひいては全身の体調管理がいかに重要かということを、たとえば院長や歯科衛生士のサイト内ブログのような形式で、肉声に近い形で伝えるのです。

それは、休眠している患者さんへ自院の関心を再び高めてもらうための作業ですが、顧客管理における休眠患者対策で、それ以上に重要なのは、なぜその患者さんが休眠してしまったのかという原因を探ることにあります。

理由を休眠患者に直接聞くことはできないので、自分たちの対応に何が足りなかったのかを、休眠患者のリストを前に真剣に考えることが何よりも重要なのです。たとえ結論は出なくとも、患者が休眠化してしまった理由のシミュレーションはできます。

そこから得られた仮説的な反省を、新規患者および既存患者に向かうときの自戒とし、その実施を地道に続けていく姿勢を保つことで、医院のいろいろな意味での基礎体力が着実に上がっていくことでしょう。そうした努力もまた、院長および医院の現時点での能力の大きな補完作業となります。

(4) ターゲットの絞り込みとマーケティング体質の強化

開業前の事前調査・マーケティングの実施により、地域（商圏）の患者像や平均的なニーズをつかみ、それに対する診療方針の決定を経て、いざ開業してからようやく1年。そこで改めて、無我夢中に過ごした1年を振り返ったとき、さまざまな修正すべきポイントが浮かび上がってくるはずです。

歯科医療というのは、医療を提供する側の医院と、医療に対するさまざまな要望を持つ地域の患者さんたちによる、協働作業です。さらにその共通目的は、地域の人びとの口腔の健康の実現とその維持にあります。

とはいえ、100人の患者さんがいれば、口腔の健康管理にも百様のイメージがあり、そのすべてに対応することは不可能です。そこで、事前に地域のニーズを探ることになるわけですが、そのニーズはあくまでも平均像としてのニーズになります。

しかし、個々の患者さんの側から見た場合には、少しニュアンスが変わってくるのが通常です。つまり院長から見れば、当初は地域ニーズという平均像を胸に秘めながら個々の患者さんに対応し、その中から患者さん個々の「正確なニーズ」を改めて探っていくことになりますが、患者さんにとっては「自分の求めるニーズ」にその院長がいかに応えてくれるかという視線を持って、最初から接してくるのです。

院長は常に試されており、したがって、その院長の価値を決定する権利は患者さん側にあります。最初の1年間において、院長はこの患者さん個々のニーズと、事前にキャッチしていた地域ニーズとのズレを照合することによって、より幅の広い対応能力が自然に身についていくはずです。

同時に、有意の（やりたいことがハッキリしている）歯科医師であれば、自分にとって核となる患者層、すなわちターゲットの絞り込みも自然に行われていきます。それは「感度」であり、前項の顧客管理ともリンクしてきますが、たとえば将来的に予防医療を中心にしていきたいという目標があれば、そうした顧客を少しずつ、着実に育てていくのに不可欠なものです。確たる診療方針もなく、なんとなく医院を運営している院長には、とうてい感じ取ることはできないでしょう。

たとえばリピーター化し、メインテナンスにも来るようになった優良患者の中から、院長を信頼し、本当の意味で顧客になってくれそうな患者さんに対しては、自費による治療への誘いを開始します。

前章でも書きましたが、メインテナンスに来るだけでなく、とくに歯ブラシその他、院内での物販においても顧客化している患者であれば、自費による治療への誘いもほぼ確実に「機が熟した状態」であるといえます。

そうしたさまざまな見極め、種まき・芽吹きへの努力を2年目、3年目と続けていくことにより、4年目、5年目には絞り込みのターゲットが着実に増えていきます。

自院のファンに近い患者、家族ぐるみの患者などが一定以上に増えてくれば、今度は自院の分院計画・大型化計画など、次のステップへの道筋が明確に見えてくるはずです。

分院化・大型化については、後に譲るとして、この時点ではそうしたターゲットの絞り込みへの意識を強化しながら、「開業後のマーケティング」への意識をより一層高めていくことが大切だ、ということを強調しておきます。

マーケティングを意識した医院運営が「当たり前」となる、いわばマーケティング体質の医院への本格的な一歩が、ここから始まっていくからです。

(5) マーケティング体質の経営感覚が院長を大成させる

マーケティング体質の歯科医院とは、いったいどのようなものでしょうか？　ひと言でいえば、院長が目標とする歯科医院像の設定の仕方が的確であり、その実現のために必要

〔図表7〕　歯科医院経営不振の原因

前　提
1．う蝕保有率の減少
2．患者の平均年齢の上昇
3．補綴物の全般的実行によるC₃、C₄の患者数の減少

なことは何かを、常に客観的にとらえることができ、同時に必要な措置を臨機応変にとれる体質をもった歯科医院ということになります〔図表７〕。

これまでにも、基本的なマーケティング手法をご紹介してきました。実施によって得られるデータなどは、自院の運営において「いつ」「どこで」「何が」必要かを知るうえで非常に有効な裏づけとなります。

開業前の調査データは、院長がこれから行うべき医院運営についての客観的な援用情報となります。しかし、開業後に実際の医院運営を通して顧客の動向をつかみ、そこから生まれてくる新たな課題に的確に応えようと、常にアンテナを張っているような、いわば「マーケティング体質を我がものとしてきた院長」にとっては、開業後に継続的に得られる定点観測データの一つひとつが、具体的な裏づけのある自己確認のためのデータ、修正の根拠を示してくれるデータとなります。

このように自院の方向性の妥当性を探るには、患者による自院への評価や要望を常に知る必要があります。同時に、これから患者さんになってくれるかもしれない地域住民のニーズも、常に把握する努力を怠らずに実施したいものです。

それらの調査方法としては、院内パンフレット、ポスティング・パンフレット、ウェブサイトなどを通じて行うほか、顧客化している自院の患者さんには直接問いかけてもいいでしょう。とくに顧客化している患者さんの評価や意見をベースにしつつ、その他一般のニーズを同時に知ることにより、自院の方向性が狭くまとまりすぎないよう、バランスをとることができます。言い換えれば、主観情報と客観情報を突き合わせることで偏りを防ぐわけです。

そのような作業を当たり前のこととして考えることのできる院長が、マーケティング体質を持った院長であり、そうした院長の運営する歯科医院こそが、マーケティング体質の歯科医院なのです。同時に、こうした体質を持つことは、自院に足りないものを常に的確に、冷静に補完する眼を育てます。

歯科医院という小さな組織は、院長の判断ひとつで方向性がどうにでも変わる特性を持っています。そのため、自院を常に軌道修正させる、そのようなマーケティング体質に裏づけられた眼が、絶対に必要なのです。逆に、そのような眼を持たない院長および歯科医院は、けっして大成できないでしょう。

現代の歯科医療に求められる社会的ニーズは多様です。そのすべてのニーズに応えようとする野望を持つ院長にとっても、あるいはその中から特化したニーズに強い歯科医院を目指す院長にとっても、何よりも自分の立ち位置を常に確認し、修正するために必要なマーケティング体質を自分のものにすることは、大前提だといえます。

(6) 医療技術的補完と自費患者拡大へどう対応するか

ファミリーデンティストを志向する院長が運営する歯科医院であれば、患者さんが順調に増え、メインテナンス・予防の患者さんも伸びていった場合には、当然のことながら小児の患者さんが増えてきます。父親あるいは母親が顧客になれば、子どもも診てもらおうとするのがごく自然な流れだからです。

小児患者が増えれば、医院運営にもさまざまな要素を補完する必要が出てきます。たとえば、スリッパや待合室に置く書籍・雑誌、トイレを含めた内装など、小児を意識した院内アメニティの部分での工夫も必要でしょう。物販部門においても、小児用の歯ブラシなどを充実させる必要があります。

同時に、小児の患者さんが増えてくれば、矯正歯科へのニーズも生まれてきます。院長自身が矯正もやるというケースもあるでしょうが、その能力が自院に足りなければ、必要が生じたときに、常に応じられるよう非常勤の専門医と提携する必要があります。

両親、子どもの次には、両親の父母レベルへの対応が必要になってくることも珍しくありません。その場合には、インプラントの需要が必ず出てきます。ここでもまた専門医が必要になってきます。

こうした段階になってくると、前述した窓口ベースでの的確で懇切な対応が不可欠となります。たとえば、非常勤の専門医と連携する際のマネジメントはもちろん、自費の患者さんが増えるなど、顧客の多様化がすすみます。この段階で適切な顧客管理を怠ると、せっかく伸びようとしている自院の成長へのリズムを崩すことにもなりかねません。

(7) 顧客満足に常に気を配る視点を持つ

医院運営が順調にすすみ、前述したような形で診療やサービスの多様化もすすみ始める頃に留意したいのが、顧客満足という部分での再確認です。

院長の中で、マーケティング体質が我がものとなり、常に顧客のニーズを検証するクセがついているようであれば問題はないのですが、医院運営が順調に推移していると、つい「自分のやっている方向性」への過信が生まれがちです。

地域ニーズ・顧客ニーズは常に変化しています。顧客が満足している現状をそのままにして、院長も満足していると、すぐ感覚がズレていきます。

患者さんは歯科医院に通うキッカケとなった主訴が解決され、メインテナンスや予防によって口腔の状態に自信を持つと、その次には「美」に目覚めていきます。単に健康なだ

〔図表8〕　**財の評価と価値**

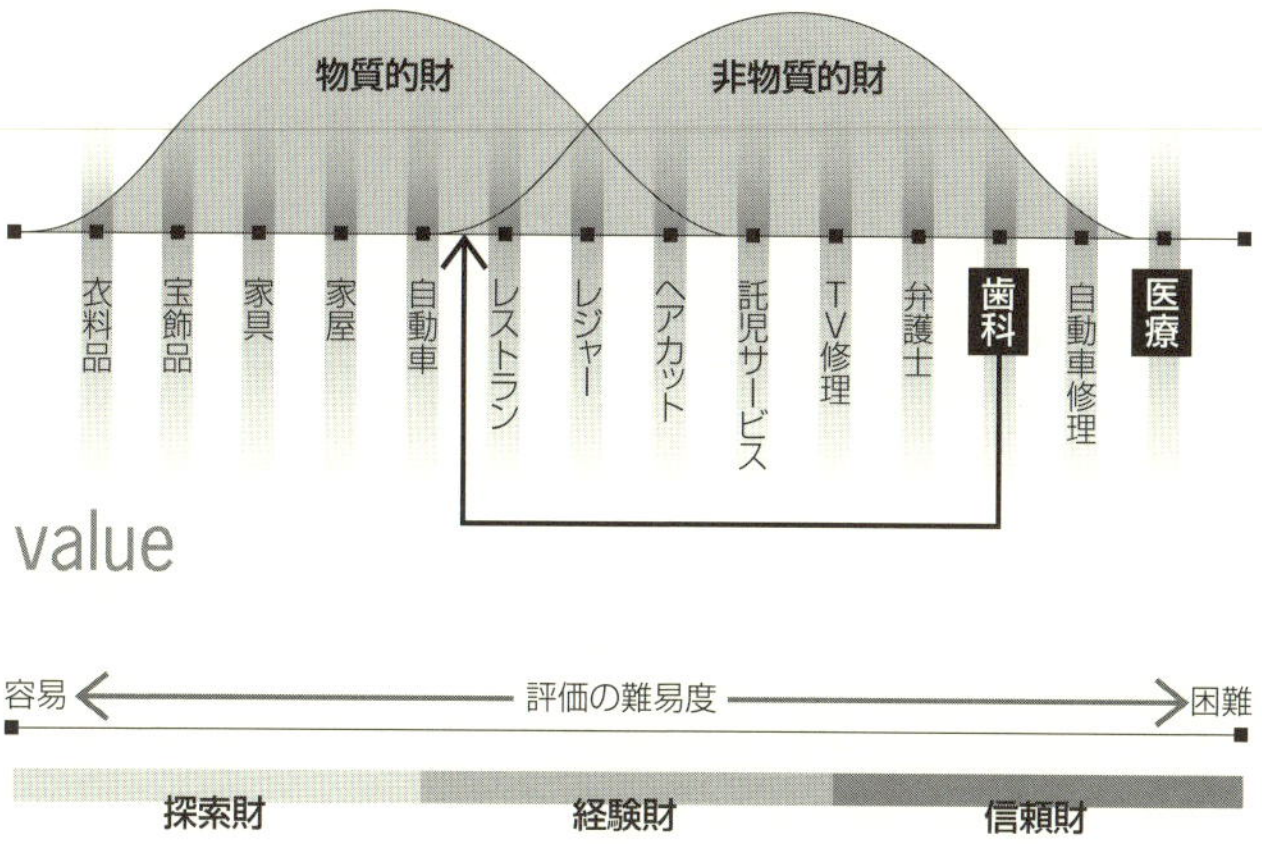

『巧みな情報発信は成功する院長の条件』（クインテッセンス出版）より

けでなく、健康だからこそ得られるより一層の美を求めるのです。

審美歯科への欲求はそうした患者心理の最たるものですが、そのような心理を患者さんが持ち始めているのに、それを放置しておいたのでは、ステークホルダーになりかけている患者さんの顧客満足は、徐々に薄れていく可能性があります。

歯科診療サービスを提供する身近な歯科医院は、かつて患者さんにとっては変更不可能な「信頼財」として存在していました。一度通い出せばずっと、信頼が裏切られない限り通い続けるのが当たり前でした〔図表８〕。しかし、歯科診療を受ける現代の患者心理の中では、常により技術の高い歯科医院、自分の要望に応じてくれる歯科医院を求めるのが当たり前という探索財の位置づけになっています。

言い換えれば、顧客が満足し尽くす前に、院長が満足していてはダメだということです。患者さんにとっての歯科医院は、いつでも「交換可能」だからです。

思い起こしてみてください。初めて自院を持ちたいと願い、ようやく開業するにあたって、あなたは自院の存在をいかに地域に知ってもらうかについて、頭を悩ませるとともにさまざまな試行錯誤をしたはずです。次に、数ある歯科医院の中から自院に興味を持ってもらい、選んでもらうために努力をしたはずです。

2年目に入ってからは医療面・サービス面での自院の立ち位置や内容を来院者の方に認識してもらいました。その時点で、顧客化する患者さんも徐々に増えてきたことでしょう。そうした顧客の記憶に、自院の確固たる存在感を植えつけるために必要なのが、くどいようですが、マーケティング体質をベースとしたさまざまな「患者さんへの働きかけ」なのです。それがうまくいけば、患者さんのステークホルダー化とその発露（自分の信頼する歯科医院の評判を口コミで広げてくれる）が期待されます。

マーケティング体質とは、マネジメント体質とも言い換えることができます。つまり、絶えざる生活者ニーズにマッチしたサービスやシステムを提供し続けることのできる、第一線の歯科医院として進化していくための仕組みづくりなのです。

3 起業意欲（モチベーション）の持続とアップ

(1) 患者数の達成と権限委譲の度量が医院を発展させる

待望の自院を開業し、1年目、2年目を夢中で過ごすうちに、院長が必ずぶつかるのが、モチベーションの維持およびアップの問題です。モチベーションの維持については、すでに書いた「開業（起業）意欲の持続」と同義ですが、起業意欲（モチベーション）を単に保つだけでなく、そこからいかに発展させ、アップすることができるかは、自院の今後の展開の大きな分岐点といえます。

そして、起業意欲の持続に不可欠な要素である予定患者数の達成は、モチベーションアップの源泉ともなります。より正確にいえば、患者数の確保にある程度のメドがついた後に、当然出てくる「その次への展開」の想いに、具体的な実行が伴うことが、モチベーションをアップさせる最大の要素となるのです。

この場合のモチベーションは、理論や想いだけでは維持もアップもできません。レベル以上の診療技術は自明のこととして、これまでに述べてきたマーケティング体質を自分のものとし、きちんと打つべき手を打つことによって得られる患者数の目標達成が、何よりものエネルギー源となります。

患者数が順調に伸びれば、次の段階は自由診療の拡大です。患者さんが保険外診療を受け入れるということは、院長やスタッフへの信頼感の証です。この院長に任せれば、この歯科医院にゆだねれば、安心だという気持ちが患者さんになければ、なかなか自由診療には移行してくれません。

さらに、次の段階として目指さなければならないのは、院長が何でもかんでも手を出さなくても、医院経営が自然に回転していく状態の達成です。そのためには、勤務医や歯科衛生士などに権限を移譲する度量が求められます。実はこの部分で、歯科医院経営がさらにその先の発展を達成できるか否かが決定します。

歯科医師には、もちろんさまざまなタイプの人がいますが、医院経営者という観点からあえて2種類に大別すると、後進やスタッフに権限を委譲できる人と、できない人に分類できます。

プロ野球やサッカーJリーグなどを見ればわかるように、優勝するチームというのは実力者が揃い、その実力者たちが連動性を持っているチームです。しかし、何年も続けて安定的に優勝争いを続けられるチームは、選手の育成システムがきちんと整っているチームです。育成システムの整っているチームには、次々と有望な若手選手が輩出します。

首尾一貫した育成システムのもとで育てられた若手選手は、若い頃からチームカラーを吸収し、チームの戦い方に関する共通認識を持っています。

もう一ついえることは、有望な若手選手の伸びようとする芽を摘まず、チャンスを次々と与えていくような見識が、監督・コーチにないと、チームが安定した成績を保ち、さらに発展し続けることはできません。

歯科医院もまた同様です。院長がいなくても、勤務医やスタッフが院長との共通認識を持って医院を回転させていくことのできる仕組みを目指すのでなければ、医院としての「発展」はありえないのです。

(2) 利益の仕組みを理解することこそ院長に求められる

運転資金の６ヵ月分が内部留保できた時点で、若手勤務医やスタッフに次第に権限を委譲し、院長がいなくても医院がうまく回転していく仕組みづくりに移行する――というような考え方ができるか否かは、院長の経営感覚の問題といえるでしょう。

同時に、利益をいかに上げるかについても常に考えていく必要があります。端的には売上高（収益）を上げながら、診療のためのいわゆる医業費用をいかに下げるかを追求していきます。

歯科医院の収益は、保険診療と自費診療に分けられます。利益の大きい自費患者を増やすには、まず保険診療の患者さんを増やす努力をしなければなりません。

当たり前のことですが、保険診療をきちんと実施しない歯科医院では、熱心にコンサルテーションしても、患者さんが自費に移行してくれない傾向があります。その前提に立って、開業後2年目、3年目以降に新規の患者さんをいかに増やしていくかを改めて考えることです。

開業以前からマーケティングを続けていた歯科医院はその見直しを、マーケティングを導入してこなかった歯科医院は、これを機にマーケティングを開始してください。

具体的には、次のようなことが考えられます。

第一に、広告と広報体制（ウェブサイトも含む）の見直し（開始）と強化です。改めて自院の方向性を確認する、あるいは修正する作業とセットで行います。自院の方向性がこのままでいいのかどうかを検証した後に、今後の方針や理念を広告・広報活動の中でより鮮明にしていきます。

第二が、自院の内外装の見直しです。これは必須ではありません。しかし、3年目くらいをメドに内外装が改められると、既存の患者さんは自分が通っている歯科医院の発展を目の当たりにすることで、患者心理を単なる〝かかりつけ医院〟から〝私たちの医院〟へと変えていくのです。以前は、医院の設備の充実や改装を「あの医院は儲けすぎ」などと、患者さんからのマイナス評価にならないか気にする向きがありましたが、サービス業化した今日の医療業界では、盛業していることを明確な形で患者さんに見せることが顧客化へつながっていき、これまでその歯科医院に行こうかどうしようかと迷っていた潜在患者には、通い始めるキッカケを呈示する効果が生じます。

いずれにせよ、順調に収益を上げていない（流行っていない）歯科医院には、この時期に内外装を改める余裕はありません。それだけに内外装がその医院の理念や方向性に、よりマッチした形で改められることは、既存患者をファン化し、また潜在患者を顕在化させる大きな契機になります。

なお、歯科医師会会員であれば学校健診の有効活用、歯科医師会会員か否かを問わず、地域活動との連携や地域へのかかわりの強化、訪問診療の実施も検討すべき時期です。

(3)　口コミによる患者増をはかる院長の経営感覚とは……

自院の顧客となった患者さんが、さらに横のつながりで新たな患者さんを紹介してくれる、いわゆる口コミ患者ですが、口コミ患者への誘いをしてくれる患者さんはその歯科医院のファンであり、ステークホルダーの候補生でもあります。自分が気に入っているものを人にも知らせたい、広めたいというありがたいファン心理は、自院の大切な財産といえるでしょう。

口コミ情報を信頼して、新たな患者さんとなってくれるタイプの人には、一つの傾向があります。これは私の長年の経験から割り出した傾向ですが、口コミ情報で誘われてくる患者さんには、どちらかというと情緒的に物事の価値を判断する人が多いようです。ウェブサイトなどで、緻密に情報収集をしてくるようなタイプではありません。知り合いの推薦の弁になんとなくピンとくるものを感じて……といった、いわゆる右脳的な勘を信じる人が多いのです。

そうした人が実際に歯科医院に来て「ああ、やっぱりここに来て良かった!」と思うか否かの判断基準は、院長やスタッフの感じがいいか悪いかという部分に集約されます。

さらに、内外装が好みに合っているか、トイレタリーが充実しているかなど、医療面以外のディテールに強い関心を持つのも特徴的です。そしてひとたび、そのお眼鏡にかなったならば、それ以後、このような患者さんはかなりディープなファンになってくれることが多いものです。

かといって、そうした患者さんが院長をいつまでも盲信し続ける保証はまったくありません。院長やスタッフの対応ぶりに、人柄を見出そうとするこのタイプの患者さんは、その分、人間観察にも長けています。事前に細かなデータを収集したりしない代わりに、院長やスタッフが心からのホスピタリティを患者さんに発揮しているかどうかを、自分の感性で鋭く見抜きますから、とても手強い、しかし、味方になってくれたらこんなに心強いファンもいません。よほどの「裏切り」に合わない限り、そうした患者さんは歯科医院を乗り換えることなく、盛り立ててくれます。

口コミ患者は収益アップという観点からも、とてもありがたい患者さんです。まず広告や宣伝にお金をかけなくとも、集患が比較的簡単にできます。口コミ患者さんはアポイントのキャンセルや遅刻もあまりしません。

とにかく院長やスタッフを気に入ってくれていますから、カウンセリングにも素直に対応し、自費診療へのコンサルテーションにも全幅の信頼を寄せて同意してくれる確率が高い人たちでもあります。自分が口コミで信頼できる歯科医院に巡り合えたことを大きな歓びとし、さらに口コミの輪を広げてくれます。

自分たちに全幅の信頼を示してくれる患者さんの存在は、院長やスタッフのモチベーションアップを大いにかきたててくれます。とりわけ若い院長やスタッフにとっては、自院が地域に溶け込んでいることを改めて実感させてくれるだけでなく、診療の理念や自院の方向性が間違っていないという自信を植えつけてくれます。

収益面をはじめ、いろいろな意味でメリットの高い口コミ患者の育成、増加の最大のポイントは、院長やスタッフによるホスピタリティの発露だということをくれぐれも忘れないでください。ファン化した患者さんこそ、自院の「経営資源」の基礎となるのです。

(4) 売上げアップは経費節減とセットで考える

売上げ（利益）アップへの努力は、経費節減とのセットで考えることで、加速度的に効果が上がります。歯科医院経営でもっとも大きな経費は、材料費・技工外注費・人件費です。これらをできる限り節約することによって、利益はさらに安定的に増します。

まず、材料費や薬品費は項目別に表にして、それらが過不足なく使われているかをチェックします。ムダに使われている材料や薬品、使われないままに購入だけ続けられている（ストックばかりが増えている）材料や薬品などをランクづけしていきます。その上で、使用法を改善するか、購入そのものを見直すなどの修正を加え、ムダを排除します。

次に、購入費の一覧表をつくり、適正な価格で購入されているか否か、他社の代替品を使えば同等の品質で安くできないか、同じメーカーの材料や薬品でも、仕入業者を変えることで安く上げられないかなど、徹底的に調査します。そのためには、定期的な材料・薬品類の棚卸作業が欠かせません。場合によっては、懇意にしている何軒かの歯科医院で、材料や薬品を共同購入することで、経費節減に結びつける方法も考えられます。

さらに、修理機材の発注方法や管理には、医院の時間コストに対する意識が集約されます。盛業している歯科医院ほど、医院の心臓部の機械室のメインテナンスをきちんと行っています。機械室がひとたびトラブルになれば、長時間にわたり診療に影響がでます。

停滞気味の歯科医院でも、オートクレーブやユニットに対して始業前点検をしていますが、トラブルが発生した際の損害がより大きい機械室への意識が希薄な傾向があります。それは、機械故障時の時間コストに対する意識があまりないからです。消耗薬剤について納期に対して敏感な医院も、修理品の納期に対しては割合ルーズになりがちです。普段使用している機器が使用できないストレスや効率の悪さを考えれば、消耗薬剤以上に管理されるべきものです。

機材などは購入よりもリースのほうが、経費的に得な場合もありますが、確実に減価償却が見込まれるものなどは、購入したほうが長期的には得なケースが多いものです。歯科材料や薬品、機材だけではありません。使い方を改めれば、トイレットペーパーやスリッパ、紙類、文具、什器など、経費節減できる消耗品類も院内にはたくさんあります。

さらに大きなところでは、床コストに対する意識は必須です。賃貸物件の場合には常に周辺の路線価・空室率・賃料相場などをチェックし、テナント料が適正な価格で保たれているかどうかを、定点観測する必要があります。

現在の景気減速、空室率の上昇からすれば、多くの歯科医院の賃料は割高になっている場合が多いのが実態です。契約更新時には、必ず仲介業者に賃料の適正を確認する必要があります。賃料ベースでの交渉が不調に終わっても、更新費用の減額、更新期間の長期化によって、実質ベースでの賃料コストを下げることは可能です。この10年間、私の顧問先医院の約70％は、契約更新時の床コストの節減に成果を出しています。

その他、公共料金（電気料金・ガス料金・水道料金・電話料金）はムダに出ていないか、パソコンなどの電化製品購入はムダになっていないか、交際費は適正に使われているか、セミナーなどの受講にいたずらな費用をかけていないか（真に効果的なセミナーを選んでいるか）、加入保険は適正なものを厳密に選んでいるか、保険料は妥当か、院長やスタッフの図書購入費にムダは出ていないか、待合室に置く書籍・雑誌の購入費は適切か（あまりに無作為に買っていないか）……など、チェックポイントはたくさんあります。

ここでの成功のポイントは、消耗材料などの「塵も積もれば」的な節減をスタッフにはうるさくいう割に、院長は何もしないという雰囲気に医院をしないことです。院長が床コストのような大きな節減を前面に出て行っている姿勢を、スタッフに示すことで、医院全体に経費節減の意識が働くのです。

このようなチェック体制を実行することで、経費節減はかなりの効果を上げてくれます。そして、節減した経費を必要な部分にきちんと投入することによって、スタッフの経費節減のモチベーションが保たれ、院長にもスタッフにも健全な経費意識が植えつけられていきます。低成長時代に医院経営をする院長にとって、経費節減を遵守することは、経営者としての必須のマネジメント能力です。

(5) スタッフの適材配置と人件費への考え方

開業から2年、3年が経過し、そろそろ次の展開を実行に移そうという時期に、院長が留意しなければならないのは、スタッフの適材配置という課題です。

それぞれの業務に適した人材が配置されているか否か。もし支障があるのなら、それは人材に難があるのか、それとも院長が託している業務の内容に無理があるのか。現状の人材配置が適切な効果を得ていないのであれば、どのようにしたら効果をあげられるのかを考える必要があります。

材料や薬品を棚卸するのと同じ発想で、院長は冷静に、今ある人材のチェックを行うべきです。もちろん、人間同士の関係ですから、材料や薬品の棚卸しチェックのように機械的にはできません。

スタッフと直に面接をし、そのスタッフの優れている点をどのように伸ばし、足りない点をどのようにカバーしていくかを、自院の理念や方向性をもとに、互いの了解事項として話し合う必要があります。そのためのチェック方法として、コンピテンシー評価というスタッフの評価表方式があります。これは、組織内でその人材がどのような成果を生み出しているのかを、その人の行動特性を探り、得点をつけることで評価する方式です（評価A・B・Cがあります）。

スタッフが院内で過ごす時間の中で、行うべき業務のすべてを時間軸で分類して表に書き出し、その達成度を自己評価（本人）・一次評価者（直接の上司）の評価を並べることによって、本人の認識と上司の認識との合致度、あるいはズレが一目瞭然になります。

周囲の認識と本人の認識がズレていれば、そこを是正することによって、院長も本人も

〔図表9〕

コンピテンシー評価A

下記に記入する評価の基準は以下のとおりです。
7：きわめて高い発揮度合い　6～5：高い発揮度合い　4：平均的な発揮度合い

	求められる発揮能力	自己評価	一次評価者の評価
介助業務	1．診療業務、整理、片づけ	1-2-3-4-5-6-7	1-2-3-4-5-6-7
	2．診療介助	1-2-3-4-5-6-7	1-2-3-4-5-6-7
	3．診療室清掃、保全	1-2-3-4-5-6-7	1-2-3-4-5-6-7
	4．廃棄物処理	1-2-3-4-5-6-7	1-2-3-4-5-6-7
	5．診療器具保全	1-2-3-4-5-6-7	1-2-3-4-5-6-7
	6．滅菌、消毒	1-2-3-4-5-6-7	1-2-3-4-5-6-7
	7．技工	1-2-3-4-5-6-7	1-2-3-4-5-6-7
	8．研修	1-2-3-4-5-6-7	1-2-3-4-5-6-7
	9．診療前、診療中、診療後の患者さんへの配慮	1-2-3-4-5-6-7	1-2-3-4-5-6-7
受付業務	1．窓口患者対応	1-2-3-4-5-6-7	1-2-3-4-5-6-7
	2．来客対応	1-2-3-4-5-6-7	1-2-3-4-5-6-7
	3．電話対応	1-2-3-4-5-6-7	1-2-3-4-5-6-7
	4．予約	1-2-3-4-5-6-7	1-2-3-4-5-6-7
	5．治療内容説明	1-2-3-4-5-6-7	1-2-3-4-5-6-7
	6．窓口業務	1-2-3-4-5-6-7	1-2-3-4-5-6-7
	7．窓口会計	1-2-3-4-5-6-7	1-2-3-4-5-6-7
	8．保険請求	1-2-3-4-5-6-7	1-2-3-4-5-6-7
	9．技工物管理	1-2-3-4-5-6-7	1-2-3-4-5-6-7
	10．物品管理	1-2-3-4-5-6-7	1-2-3-4-5-6-7
	11．院内準備管理	1-2-3-4-5-6-7	1-2-3-4-5-6-7
	12．院外準備管理	1-2-3-4-5-6-7	1-2-3-4-5-6-7

	13．スケジュール管理	1-2-3-4-5-6-7	1-2-3-4-5-6-7
	14．文章管理	1-2-3-4-5-6-7	1-2-3-4-5-6-7
	15．経理	1-2-3-4-5-6-7	1-2-3-4-5-6-7
	16．渉外	1-2-3-4-5-6-7	1-2-3-4-5-6-7
	17．コンピュータ管理	1-2-3-4-5-6-7	1-2-3-4-5-6-7
	18．カルテ（サブカルテを含む）などの記録簿の管理	1-2-3-4-5-6-7	1-2-3-4-5-6-7
	19．Ｘ線撮影、口腔写真撮影技術、受付会計業務	1-2-3-4-5-6-7	1-2-3-4-5-6-7
衛生業務	1．診査	1-2-3-4-5-6-7	1-2-3-4-5-6-7
	2．病状説明	1-2-3-4-5-6-7	1-2-3-4-5-6-7
	3．う蝕予防処置	1-2-3-4-5-6-7	1-2-3-4-5-6-7
	4．う蝕抑制処置	1-2-3-4-5-6-7	1-2-3-4-5-6-7
	5．スケーリング	1-2-3-4-5-6-7	1-2-3-4-5-6-7
	6．ルートプレーニング	1-2-3-4-5-6-7	1-2-3-4-5-6-7
	7．予防計画立案、説明	1-2-3-4-5-6-7	1-2-3-4-5-6-7
	8．ブラッシング指導	1-2-3-4-5-6-7	1-2-3-4-5-6-7
	9．食事指導	1-2-3-4-5-6-7	1-2-3-4-5-6-7
	10．生活指導	1-2-3-4-5-6-7	1-2-3-4-5-6-7
	11．クリンネスを心がけているか	1-2-3-4-5-6-7	1-2-3-4-5-6-7
その他	1．院内行動規則の遵守性	1-2-3-4-5-6-7	1-2-3-4-5-6-7
	2．院内での（報告・連絡・相談）の確認と徹底	1-2-3-4-5-6-7	1-2-3-4-5-6-7
	3．指示や説明に対する真摯な態度と迅速な対応	1-2-3-4-5-6-7	1-2-3-4-5-6-7

〈業務内容〉
歯科助手　介助業務
受　　付　介助業務　受付業務

納得のいく指導ができます。多くの歯科医院の非効率は、スタッフの自己評価と第三者評価のズレが原因です。このズレを埋めることが、互いのストレスを解消して効率を高めることになります（ここではコンピテンシー評価Aだけを掲示します〔図表9〕）。

コンピテンシー評価BとCは、院内におけるスタッフの行動特性を抽出するためのもので、次のような内容を評価表でチェックします。

〈診療外の時間帯に行うべきこと（求められる発揮能力）〉

・診療開始前に行うべきこと（各種電源を入れる、煮沸器の準備、診療に必要な機材の準備、各コーナー別の掃除、洗濯物の整理）など

・午前診療が終わった後に行うべきこと（ユニット磨き、不足品の補充、医局の掃除↓1週間に一度程度、スピットンの中の掃除↓2週間に一度程度、バー超音波にかける↓1週間に一度程度）など

・診療終了後に行うべきこと（診療台の片づけ、ワッテカンに不足分補充、診療のための機材の片づけ、掃除、その日に出た技工物のセット日のチェック、各種電源を切る）

〈診療時間中に行うべきこと〉

・コモンプラクティス（日常的・常識的に求められる発揮能力）

※清潔な身だしなみ、勤務時間の遵守、指示事項の実施、手すき時間の活用と自発的

業務、他のスタッフとの協調・役割分担の履行、必要な報告・連絡・相談事項の院長への伝達

・プロフェッショナルプラクティス（プロフェッショナルとして求められる発揮能力）

※診療の流れと歯科治療の種類の理解、治療用器具や材料の名称と用途および診療室での配置の理解、滅菌・消毒の概念と意義の理解および方法の認識度、歯周菌検査、カリエスリスク検査、歯石除去・ルートプレーニング、シャープニング、歯面研磨、歯肉縁下キュレッタージ、フッ素塗布、ＣＲ充填、刷掃指導（ＴＢＩ）、口腔内写真撮影、パソコンへのデータの取り込み、ＴＥＫ作製、InおよびＣＲ試適・咬合調整、各種トレーナー作製（ＳＳ、ナイトガード、ホワイトニング、各個トレー）

・コミュニケーションスキル（患者へのコミュニケーションと対応能力）

※患者受付の基本的手順、緊急患者への対応手順、待ち患者への対応、アポイントの手順、電話対応、基本的な挨拶、理解しやすい治療内容の説明、傾聴と指示の使い分け、患者個々の事情に応じた対応、主たる全身疾患とその対応、配慮を要する患者さんへの対応、術後の注意や薬の飲み方などの基本的説明方法

・プロモーション（営業的活動能力）

※患者さんからのリコール率、離脱率、紹介率、メインテナンスクリーニング、自費移行率（ドクター）

これらの要素に対する自己評価、一次評価者の評価を、たとえば7段階ぐらいに分けて評価するのです。

そもそもコンピテンシー評価という手法は「氷山モデル」をもとに考案されたといわれています。氷山の目に見えている部分はほんの一部で、ほとんどは海面下にありますが、コンピテンシー評価も表面的な部分だけでなく、目に見えない部分での全スタッフ（歯科医師、歯科衛生士、歯科助手など）の能力の発揮の仕方（行動特性）を、主観的・客観的に評価するところに特徴があります。これを見れば、仕事のできるスタッフの行動特性と、仕事のできないスタッフの行動特性がハッキリわかります。

コンピテンシー評価をもとに院長がスタッフと面接し、スタッフの昇格や昇給を、互いの納得の上でスムーズに行うことができます。

経費節減という意味でも、これは必要な作業です。話し合いをしても改善されないスタッフであれば、コンピテンシー評価は新規募集の人材との交代をスムーズに納得してもらう基礎資料にもなるのです。

また、人件費の出る仕組みをスタッフに十分理解させることが必要です。人件費はどうして算定されるのかを理解させていないことが、医院のサービス業化を遅らせる原因にもなっています。人件費の仕組みを理解させずに、顧客満足などとクレドに盛り込んでいる医院も見受けられますが、そんな表層だけ体裁を整えても、スタッフにサービス精神は根づくはずがありません。

人はお金のことに対してはとても敏感に反応します。スタッフの物足りなさを嘆く前に、お金の仕組みを理解させることが経営者として院長に求められる資質です。その際、忘れてならないのは歯科界の相場だけで人件費を見ないことです。人事院の給与水準などを参考にすると、歯科界の給与水準がいかに甘いか実感できます。また反対に、福利厚生など長期的人材を雇用していく制度の脆弱さも見えてきます。

院長自身が目先の人材確保に必死になり、世間相場より1～2万円高い、馬にニンジン的な採用を繰り返す医院は、早晩行き詰まります。

私は仕事柄、歯科衛生士と話す機会が多いのですが、有望な人材ほど目先の数万円よりも、長く安定してキャリアアップできる職場を望んでいます。院長は給与だけを人件費としてとらえるのではなく、スタッフが働く環境を整備することも含めて人件費と考える必要があります。それが経営者に求められる役割です。有望な人材は単に優れた歯科医師のもとで働きたいのではなく、優秀な経営者のもとで働きたいことに気づかなければ、人材難から脱出できません。

(6)　事例3：できる院長の人材観

経営感覚の高い院長には共通点があります。それは「優れた人材観」を持っていることです。これは一般企業も歯科医院も同じです。歯科医院は一般企業に落とし込めば、零細企業にあたります。

言い換えれば、院長は零細企業のオヤジ社長です。私が見てきた零細企業のオヤジ社長に多いのは「働いたら働いただけの給料を上げてやるぞ」といった、未だに高度成長期真っただ中というタイプです。歯科医院の院長にも、このタイプが経営者のあるべき姿と思っている方が多くいます。

ある地方都市で、ユニット4台からスタートして、今ではユニット13台を備える医院を経営する37歳のA院長は「働いたら働いただけの給料を上げてやるぞ」的発想から、一歩も二歩も抜け出して医院を着実に成長させてきました。A院長は、働いただけの給料を払うのは当たり前のこと、優秀なスタッフは自分の給料以上の利益を医院にもたらしているのだから、医院にとっては「働いていただいている」として、院内環境や労働条件を整備することで、業績の向上につなげていきました。

多くの院長は、医院業績が上がるとクルマが変わり、さらに業績が上がると住まいが変わり、余り金が出たらスタッフに還元しようといった発想ですが、こんなことではスタッフのモチベーションは上がりません。

開業するにあたって、A院長と私は、従来の歯科医院にありがちな院長が殿様で、スタッフは家来といった組織にしないことを目指しました。なぜなら従属関係の組織では、優秀なスタッフの採用が難しい上に、採用できたとしても、長く働いてもらうことができないからです。

ここで注意していただきたいのは、たいていの歯科医院が命題とするスタッフ教育を端からあきらめて、優秀なスタッフの「採用」だけに的を絞ったことです。優秀な人材ならば、あとは働く環境を整備すれば、稼いでくれるはずと目論んだのです。それは、開業当初の院長の多忙さ、ビジネスマンとしての経験値の低さ、育成時間の少なさといった経営者側の問題と、一般的に歯科医院で働いている人材のレベルを「できる」レベルまでにする困難さを天秤にかけての判断でした。

つまり、開業当初の医院では、歯科医院にくる平均的人材に教育することは時間と労力とお金のムダづかいと、判断したのです。その代わりに、院長の私財を増やすことに使う経営利益を、開業3年目までは、前述したスタッフを働きやすくすることに使い、医院に還元してもらうことに注力したのです。

その結果、医院が大きくなるに従い、新しく採用したスタッフは取り立ててスタッフ教育を考えなくても、開業当初の優秀なスタッフと一緒に働くことで、自然と能力が発揮される環境を作り上げています。

A院長は歯科医師としては、患者さんのために今日は何をしたか、明日は何ができるか。経営者としては、スタッフのために今日何をしたか、明日は何ができるか。ただそれだけ

〔図表10〕　**投資の効果を把握する**

投資内容	投資額
看板	XX円
ホームページ	XX円
パンフレット	XX円
ニュースレター	XX円
セミナー・相談会	XX円

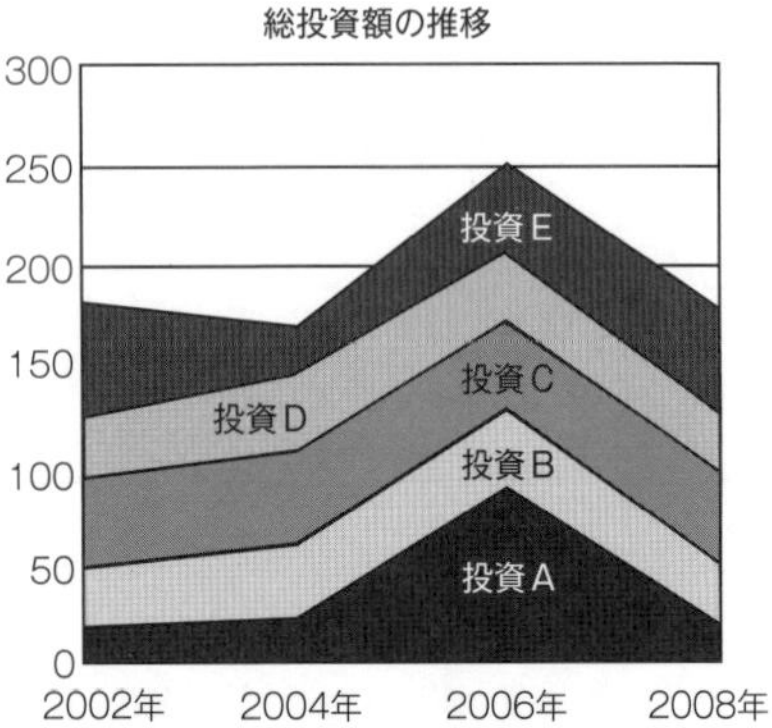

を考えて、医院を成長させてきたのです。

(7) 広告・広報環境を再構築する

院長やスタッフのモチベーションアップに不可欠な要素のひとつに、広告・広報環境の再構築があげられます。

広告・広報は自院の外向けのPRであると同時に、院長自身やスタッフなどへの内向けの引き締め効果の役割も発揮してくれます。開業2年目から3年目になる頃、あるいは4年目を迎える頃に広告・広報環境を再構築することは、開業以来築いてきた土台をもとに、自院が新たな変化を始めることを、内外に宣言する効果をも持つことになります。

広告・広報の費用対効果は、人材のコンピテンシー評価ほど細かくチェックすることはできません。しかし同様の発想で、自院の広告・広報体制を構築するツールすべてに、緻密なチェックを入れる必要があります〔図表10〕。

たとえば、自院の理念や診療方針、設備の内容などを包括的に紹介する医院案内パンフレットも、開業3年目、4年目ともなると新規患者ならともかく、既存の患者さんにはいかにも古びた感じを与えます。

インターネットの普及によって、それほど費用をかけることもなく、パソコンで作成し、インターネットで入稿できる印刷業者に依頼すれば、従来の半額以下で文書、写真、イラストなどを掲載したカラーのパンフレットも簡単に作ることができます。

情報は常に新鮮にしておかなければ、パンフレットの意味がありません。印刷コストが下がった現在、開業時に作成して内容もデザインも古くなったパンフレットを後生大事にしていること自体が、経営機会の喪失です。常に内容を刷新しながら、パンフレットをリニューアルしていくことが、広告効果をあげていくのです。

パンフレットやニュースレターの効果がないという医院ほど、情報が古くなっていることに気がついていません。それは取りも直さず、院長の経営感覚が鈍くなっていることを意味します。自院の核となる情報媒体のパンフレットを定期的に刷新している医院が、常に臨場感をもって、患者さんやスタッフに「顧客満足のために絶えず変革を求め続ける歯科医院」を印象づけることができるのです。

同様にチェックしたいのが折り込みチラシ、ポスティング・チラシ、看板類などの見直しでです。折り込みチラシやポスティング・チラシを定期的に行うのであれば、シリーズものとして一貫したデザインになるよう、心がけるべきです。受け取る側は「続きもの」にその医院の首尾一貫したコンセプトを感じてくれます。

看板は、袖看板・壁面看板、駅看板や野立て看板、交通広告などがあり、制作・設置には印刷物やホームページに比べてまだ割高感があります。しかし、一般的な歯科医院の広告媒体の中で、依然として認知誘導効果が高いのは看板です。

私の顧問先医院の来院動機媒体の中でも、常に上位にくるのが看板です。ネットが普及した現在でさえも、看板を見ての来院率が高いのは、生活者が生々しい体験を常に求め、直感で信憑性を感じているからです。

たとえば、古くなって薄汚れた看板からは、直ちに医院の衛生環境に問題があるのでは？技術的に古いのでは？ ひいては痛いのでは？ などと想像する向きがあります。

このことは、生活者が看板を見てお店に入ったり、集客施設を選んだりする子どもの頃からの体験が、自然とそうさせるのです。看板に関しての見直しは、自院への来院者の傾向と地域の人口動態を考慮して行う必要があります。患者に高齢者が多く、人口流入率の低い地域ならば駅看板は不要ですし、開発地域でまだ鉄道網が整備されていないエリアにあるロードサイド医院では、野立て看板がポイントになってきます。

まずは、デザインやキャッチコピー以前に、看板自体が医院立地やターゲット患者に合致しているか否かを検討することが必要です。

次に、自院の敷地内に設置する看板には認知目的からだけで作製するのではなく、患者さんや生活者の心象に訴えるようなデザイン性を加えるべきです。年数を経ても印象が古びない、さりげなくもノーブルなデザインの看板が、医院のコンセプトをより鮮明に表現し、提供される医療の質を伝えてくれます。

また、開業時に大したこだわりがなく、ロゴやマークを決めてきた医院も意外と多いのですが、経営的にも余裕ができ、診療方針が確立してきた3～4年目に再考してみることは、PR効果以上に、医院の内部統制効果やビジョン確立効果で経営を向上させます。

紙媒体や看板の見直しとリンクして進めるのは、ウェブサイトの活用です。すでにホームページを持っているという医院も、定期的な更新のほか、ウェブサイトを使った積極的なブランディングをお勧めします。

以上、広告・広報に関する個別の再構築について書きましたが、「広告・広報環境」の抜本的な見直しという観点は、マーケティングの効果を常に意識した組織体制の再構築に直結しています。順調に成長してきた医院にとって、広告環境を変えるということは、開業時の短期的視点の経営から、中期的視点へよりシフトした組織づくりをすることを意味します。単に表層を変えるのでは、患者の顧客化ははかれません。

4 やりたいことを明確化する

(1) 「何をやりたいのか」を改めて考える

開業1年目から5年目までの歯科医院の歩み方は、それぞれの院長の力量やビジョンの強弱、その方向性、努力の量、社会情勢などによって、さまざまに変化していきます。したがって、一概にこのようにしなければいけないというものではありません。

しかし、あえて平均的なモデルをあげるとすれば、〔図表11〕のような歩み方を想定することができます。

5年目については少々あいまいな内容になっていますが、自院の拡大化や分院化とあわせて、いよいよ上位5％のトップデンティストへの足がかりをつかむための移行期であることを意味しています。そして、〝「何をやりたいのか」を改めて考える〟のは、3年目から4年目にかけてのテーマと位置づけられます。

最初に「やりたかったこと」は、3年前後の歩みの中で変質する場合もあれば、ますます強固になることもあるでしょう。

〔図表11〕　開業から５年目までの歩み方

◇１年目――「地域ニーズと自院コンセプトとの不一致の是正」
地域ニーズの十分な事前調査／自院のポジションの明確化／急性期診療所からの脱却（予防医療へのシフトの開始）／自院が立地する地域の人口動態の把握と適合をチェック／未来需要と現在需要のバランスの確認

▼

◇２年目――「医療技術およびサービスの改善」
医院の外観を始めとする、医療機関としてのイメージづくり／歯科衛生士を中心とする慢性的なスタッフ不足の解決・解消／ニーズの高い医療サービスへのスタッフの配置／医療スタッフ・事務スタッフのモチベーションアップ／患者さんへの情報伝達とその周知理解の促進

▼

◇３年目――「経営管理の強化」
ヒト・モノ・カネの配分の見直し／自院の経営実態の把握（再確認）／自院の強み・弱みの再認識／スタッフの声を経営に反映する体制の構築

▼

◇４年目――「展望と投資」
自院のコンセプトの見直し／金融機関からの借入れの見直し／施設のリニューアルへの投資

▼

◇５年目――「医療制度改革の理解と対応」
新制度への対応／地域連携の確立／リーディングホスピタルへの移行をはかる

開業5年目までの医院経営者に大切なのは、まず状況の変化にただ流されることをいかに防ぐかという点にあります。同時に初期の目的を見失わず、かといって、それに固執しすぎることの愚をいかに防ぐかということも重要です。

日々の医院経営に懸命に取り組みながらも、自分を見失うことなく、しかし、必要な変化であれば変わることも恐れない、そんな柔軟な心といえるでしょう。

それには、開業にあたって自分は何をやりたかったのか、それに対して現在ズレがあるのかどうか、ズレているとしたら、それは成長に伴う変化なのか、目的を見失ってしまったためのズレなのか——開業3年目、4年目にこれらの点をじっくり考え直す（検証する）ことは、5年目以降の自院の展開（ステップアップ）を考える上で、避けて通れません。

(2) 「自院への評価の認識」「新規患者獲得」を一石二鳥ではかる

開業にあたって何をやりたいと思ったのか、それができているのかということの検証では、何よりも大切なことが患者さんによる評価です。

たとえば、自分は地域のニーズを踏まえて、診療日・診療時間から急性期治療の内容を決め、予防診療のコンサルテーション、審美やインプラントへの対応などをしてきたつもりだが、そのことへの患者の評価はどうなのか、あるいは、きちんと顧客満足を考えながら、それを実施できていたのか……地域の人びととのズレを呼ばないためにも、それを確認する必要があります。

その手法としてもっとも直接的なのは、タウンメールによる診療圏へのアンケート調査です。配達したい地域を選べば、日本郵便がその地域の全戸に配布してくれるタウンメールは、チラシのポスティングよりも確実性という意味でより有効です。

文面としてはまず、自院が開業してから3年（あるいは４年）が経過したこと、その間に地域の人びとが診療に訪れてくれたことへの感謝の念を簡潔に書きます。

それだけで実際に通っていた人には、文字どおりの感謝の念が伝わりますし、通ったことのない人には「おっ、行ったことはないけれども、あそこの歯科医院はもう開業から3年が経ったのか」「こうやってわざわざ地域に手紙を出すということは、なかなか繁盛している（頑張っている）んだな」ということを知らしめる効果があります。いわば顧客への感謝表明と、新規顧客獲得のキッカケづくりになるわけです。

次に、自院の診療科目（初期治療、メインテナンス、予防、審美その他……）の来し方を振り返り、それらの診療サービスへの率直な評価を聞くためのアンケートを項目別に並べていきます。さらに今後、どのような医療サービスを期待するかについての意見も書いてもらいます。

この方法による患者からの回答率はかなり良好です。そして、その回答からは自院への率直な評価とともに、今後の医院経営を考える上で有効な方向性を示してもらうことができます。新たなニーズ（潜在需要）の発掘ができるわけです。

同時に、患者以外の地域の人には、顧客満足を常に気にかける自院の真摯な姿勢が伝わるという効果があります。かかりつけの歯科医院を持っていても、絶えずどこかに不満を抱えている人、そもそも特定のかかりつけの歯科医院や気に入った歯科医院などないが、どこかにいい歯科医院はないかと探しているような人には、強くアピールします。

アンケート表の末尾には、そのような人びとを想定し、今まで自院に通った経験のない人へのメッセージを加えることを忘れないでください。自院の簡潔な紹介とともに、口腔の健康に関して困っていることがあれば、何でもご相談くださいということを、簡潔に、専門用語を使わないで記載します。

実際に通っている患者さんの回答率に比べればかなり低く、過去の経験からは2～3％程度で、都市部になればなるほど回答率は低くなる傾向があります。

さらにウェブサイトを持っている歯科医院なら、これらのアンケート調査の結果を特集するなど、いろいろな展開ができます。

自院のこれまでの歩みが、地域のニーズに合致したものであったかどうかの確認とともに、マーケティング的な意味でさまざまな効果が期待できる手法です。

(3) 徹底的な現状分析と論理的思考で整理する

患者が自院の方向性をどのように思っているのかを知ることだけでなく、絶対に必要なのが徹底的な自院の現状分析です。両者は車の両輪であり、両方の視点から見なければ、自院の徹底的な現状分析は成り立ちません。

その上で、経営者・院長としてのバランス感覚を自問します。院長としてやりたかったこと（やってきたこと）と患者ニーズ、地域ニーズの間にズレがあったかなかったかどうかを、冷静に判断する指標にします。たとえば、開業以来の目標が予防歯科だったとして、実際に来院する患者さんの平均像を見たら40代～60代が中心だというのでは、まだ予防歯科は成り立ちません。そういう人たちの子どもや孫の世代がもっと来てくれるのでなければ、予防歯科は絵に描いた餅にしかなりません。

そうした自院のビジョンに照らし合わせた場合の現状の問題点を探るとともに、なぜ現状がそのようになっているのかを徹底的に分析します。そのためには、院長自身の生き方や、日常の診療活動の状況といった根本の部分から、改めて見つめ直す必要があります。具体的には〔図表12〕のような項目について、再検証していきます。

本項の冒頭で〝「何をやりたいのか」を改めて考える〟ために、開業後1年目から5年目に至る歯科医院の、各年度における「平均的な歩み方」のモデルケースを呈示しました。

それに対して、ここでご紹介した「院長のあり方と経営の現状分析」「自院の現状分析」の各項目は、開業2年目、3年目以降に、院長が常に意識しておくべき自己検証のためのポイントです。

そして、この自己検証のテーマは、常に「自分がやりたかったことは何か?」であり、同時に「自分がこれからやりたいことは何か?」を具体的にしていくことです。

つまり、単に項目別のデータを出すことだけで「自己検証」ができたと思うのでは不十分なのです。常に自分がやりたかったこと、これからやりたいことを、客観的なデータの裏づけとともに意識することが自己検証には必要であり、これから自院が本当の意味で発展していくために不可欠な要素だからです。そのためには、検証した項目を整理する力が経営者として求められます。

①検証した項目を文書化する
②問題をどの側面から見るかを決める
③問題を分析し、具体化しながら階層を作っていく

このように、ロジック・ツリーを作ることで、解決すべき問題と今後やるべき問題が明確になってきます。

〔図表12〕　**自院の現状を分析する**

◇院長のあり方と経営の現状分析（院長自身による徹底的な自問自答）
・そもそも自院を開業するにあたってのミッション（目的・やりたいこと）とビジョン（将来像）は何だったのか？ ・ミッションとビジョンを遂行するための経営方針はどのようなものだったのか？ ・経営方針を体現するための戦略はどのようなものだったのか？ ・戦略にもとづいて実行すべき戦術は実際、どのように行われたのか、行われなかったのか？ ・１年目、２年目、３年目、４年目、５年目に至る経営計画はどのようなものだったのか？それと現状を比べた場合に、どのようなズレがあったか？ ・ミッションとビジョン、戦略と戦術、予定と現状などにズレがあるのなら、それはどのように修正されるべきなのか？ ・患者数と収益の伸びはビジョンを実現するのにふさわしい曲線を描いているか？ ・広告や広報の体制は自分の方向性をきちんとフォローするものであったか？
◇自院の現状分析
・自院の診療体制は患者ニーズ・地域ニーズにかなっているか？ ・診療科目は今のままでいいか？ ・診療日および診療時間は今のままでいいか？ ・自院の規模は今のままでいいか？ ・休日の設定や夜間対応は患者や地域のニーズに合致しているか？ ・医療法人化の必要性の有無 ・校医としての活動や訪問診療のあり方についての現状はどうなのか？（必要の有無も含めて問い直す） ・インフォームド・コンセントはどの程度できているか？ ・スタッフの採用・配置はうまくいっているか？ ・スタッフへの権限委譲の準備はできつつあるか？ ・自院の情報公開はどの程度できているか？（カルテ開示・レセプト開示も含む） ・今後の方向性としての予防診療、ホワイトニングや矯正歯科、インプラントや顎関節症などへの取り組みについて、その必要性を改めて問い直す ・地域における自院のポジションについて、開業当時以降の数年間に変化はあったのか、なかったのか？ ・変化があったとすれば、どのような変化だったのか？ ・競合歯科医院と自院との違いは、より明確化されたのか、されなかったのか？ ・使っている歯科技工士（技工所）・機材商社などの見直し

(4)「院長のやりたいこと」はすべてホームページに出ている!?

開業当初からやりたかったこと、これからやりたいと思うことを、常に院長自身に意識づけするのに有効な方法のひとつが、ホームページの積極的な活用です。同時に、このホームページは、院長の経営方針を常にスタッフに周知させるためにも、非常に有効なツールとなります。

それ以前に、現代の少なくとも40代以下の世代の多くは、医療機関を探す際には真っ先にホームページで探すのが常識です。自分の行きたい医療機関が決まっている場合はもちろん、決まっていない場合にも、まずホームページを閲覧し、どのような医療機関があるのかを確認するケースが非常に多いのです。

とくに歯科医院の場合には、口腔の治療および健康維持が通院の目的となりますから、どんな歯科医師が経営していて、どのようなスタッフが働いているのかを知るのは、患者さんにとってより一層気にかかる要素となります。

ホームページには、直接的な集患効果はまだそれほどありません。しかし、自宅の近くや学校・会社の近くにある歯科医院のうち、どこかに行きたいと考え、同一線上にある候補のうちのどの歯科医院にしようかと迷っている場合、最終的に決める際の「インスピレーション」形成において、ホームページからの情報は非常に大きな効果を持ちます。

すでにかかりつけの歯科医院を持っている患者さんも、通っている歯科医院のホームページを改めて読んでみたいと考えています。とくに自分が通っている歯科医院に、ある種のファン心理を持っている患者さんには、その傾向が強いようです。

そのどちらの場合にもいえることは、ホームページに院長（スタッフも）の人柄から、院長としてやりたいこと、これからやろうとしていることなどのすべてが「出ていてほしい」という願望があるということです。

どの歯科医院にしようかと迷っているような人には、そのようなディープな情報量の多さによって、ホームページの価値をはかる傾向があります。また、ファン心理を持ってホームページを閲覧する患者さんには、院長やスタッフの情報、自分の通っている歯科医院の情報をより多く知りたいという願望があります。

そして、歯科医院の側がホームページ上でそれに応える情報を提供することは、患者さんや地域の注目度をより高める効果を持つだけでなく、院長やスタッフ自身にとっても、自分たちのやりたいこと、描いている将来像などを常に自己確認する効果を持ちます。それはホームページの読者に対する「約束」になるからです。

そうした意味でも、ウェブサイトの運営は、自分のやりたいことを常に確認するとともに、自分自身に対して方向性のブレを戒めたいと考えているような意欲的な院長には必需のツールなのです。

(5) ターゲットを絞り込んだ情報戦略

ターゲットの絞り込みというテーマについては、たとえば将来的に予防医療を中心にしていきたいのであれば、開業2年目くらいから、そうした顧客にターゲットを絞り込み、少しずつ着実に育てていく必要があるとすでに書きました。

ここではその応用問題として、ターゲットを絞り込んだ情報戦略(ターゲティング)についいて触れていきます。とくに開業3年目、4年目とすすむにつれて、院長のやりたいこと(たとえば予防歯科や審美歯科など)が、少しずつ達成できつつあると自覚しているような場合に、このターゲティングはより一層の効果を発揮します。

すべての患者層に網羅的なサービスを提供することによって、全体のピントがボケるよりも、あえてターゲットを絞り込むことで、方向性を鮮明に示すという考え方です。

この場合のターゲットは、主に患者さんの層を絞り込むことを意味しますが、代表的な切り口は年代(世代)別の絞り込みです。主要なターゲットを高齢者層にするのか、中高年層にするのか、青年層にするのか、児童以下の年齢層にするのかによって、診療科目への力点も変わってきます〔図表13〕。

あるいは年代を超えた地域性による絞り込み、たとえば富裕者層が多い地域なら審美、矯正、インプラントを中心にするというような形での絞り込みも可能です。

自院の立地する地域性によって、これらはまったく変わってくるわけですし、他には競

〔図表13〕　ABC分析

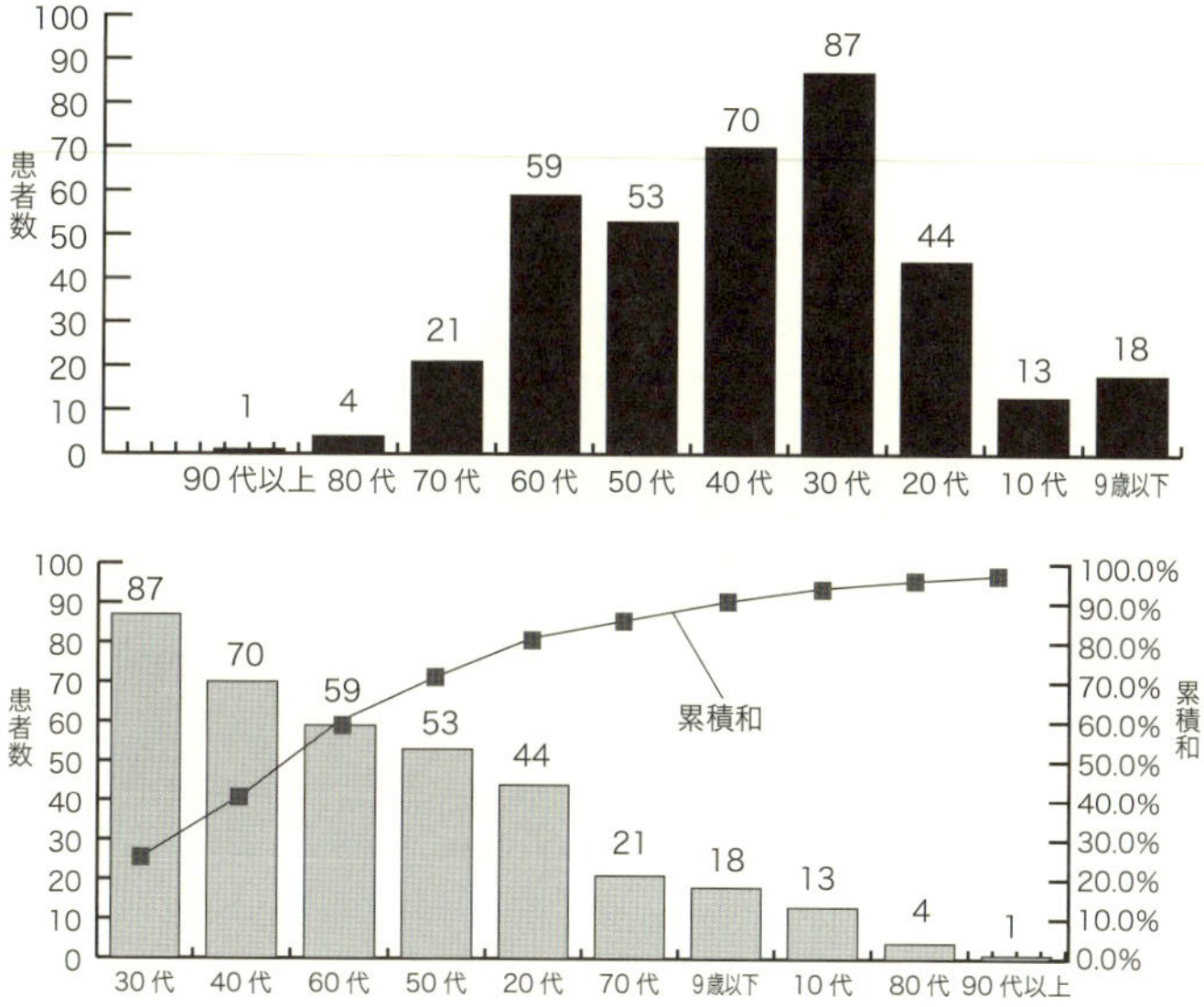

合歯科医院との兼ね合いといった問題もあります。他の競合歯科医院が得意としていない分野に力点をおき、ターゲットもそれに応じて絞り込むという考え方です。

いわば、市場（地域）の性格、生活者の平均的な価値観（これも世代別・収入別などによってずいぶん変わってくる）の問題などのセグメント別の対応を、情報発信する際にも意識し、絞り込んで考えるという方法です。

その際には、診療科目についても当然「売り」の医療サービス、得意な診療分野を明確化するという形をとることにもなります。

なかには、得意分野を明確にすることによって、それ以外の診療科日の印

〔図表14〕　ウェブと紙媒体によるプロモーション

Marketing Heart

攻×守

歯科に効くマーケティング

Webと紙のボーダレスが経営を加速させる

クレセルが実践するインテグレーティング・マーケティングは、費用対効果も高く、歯科医院の経営規模に対してとても合理的です。この数年、ウェブ上のPPC広告にコスト投下する歯科医院も増えてきましたが、費用対効果面での疑問が残る上に、生活者がPPC広告を出す歯科医院に対して信用不信を起す傾向があることが何よりの問題です。クレセルの実践するマーケティングは、生活者の信頼を高めながら医院をブランディングしていきます。

❶
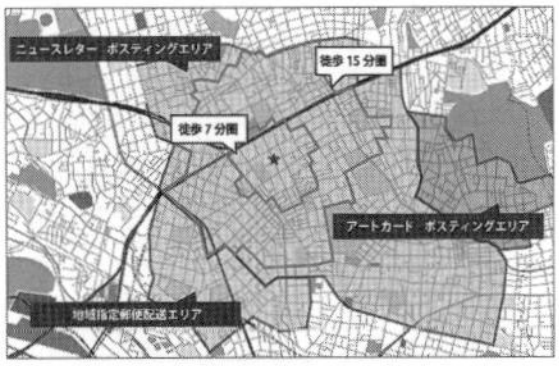

自院（開業地）の診療圏を設定する
Point1: 円商圏ではなく、より現実的なアメーバー商圏を設定
Point2: 自院来院者の分布を把握する
Point3: ターゲットエリアを選定する

❷
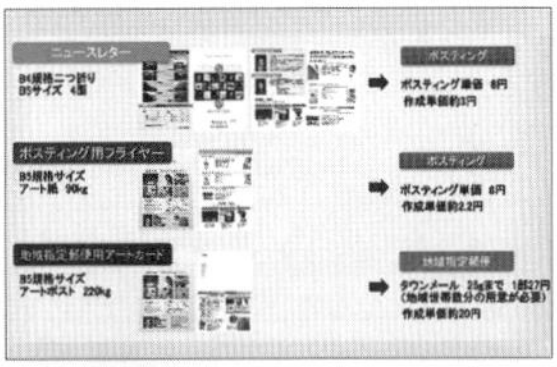

媒体・方法を決定する
Point1: 1次診療圏、2次診療圏、ターゲット診療圏に合わせた紙媒体を作製
Point2: 各紙媒体のイメージと基本内容は統一する
Point3: 各紙媒体の質感を変える

❸
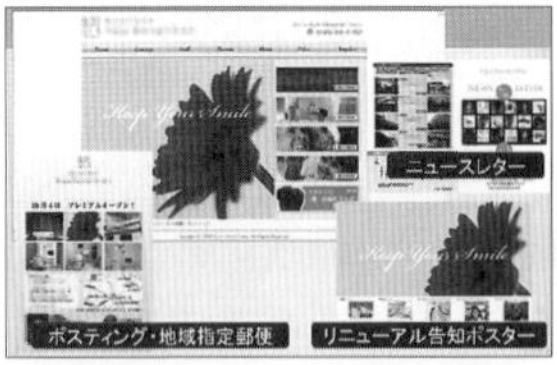

ホームページは、直接の集患媒体でもあるが潜在顧客を測定する媒体として位置づける
Point1: 紙媒体とイメージを統一する
Point2: 紙媒体の内容をさらに掘り下げた内容を掲載する

❹
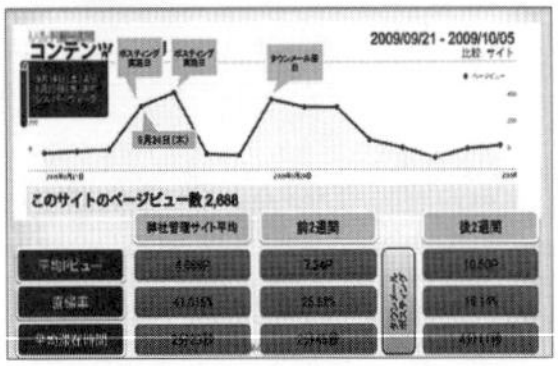

検索順位以上に直帰率、滞在時間、ページビューを重視することによって長期来院患者と自費患者が生まれる
Point1: 紙媒体の配布エリア（特にターゲット診療圏）にあわせたエリアキーワードのチューニングが必要
Point2: HP上に来た潜在顧客がどのページを見ているかを把握して紙媒体の内容との整合性を検証する

❺
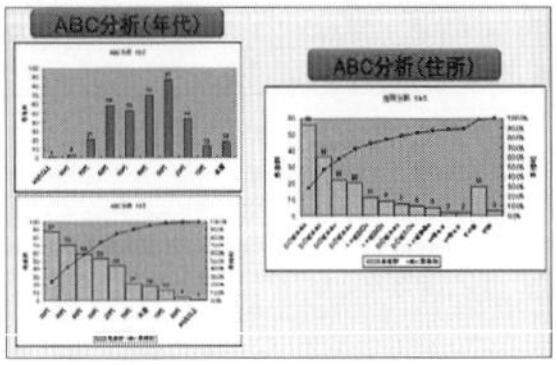

現在の来院者の年齢、地域を分析管理、患者動向を常にコントロール、数年後の自院来院者動向を予測し、経営方針を策定する
Point1: 自院にとって安定した収入をもたらす来院者年齢区分を形成する
Point2: 地域の人口動態と自院来院者のズレを見て補正する
Point3: 自院の提供したサービスの反応を把握する

象がボケてしまうのではないか、という心配をする方も出てくるかもしれませんが、それは杞憂といえます。むしろ美味しくて有名な看板料理を持つレストランが、他の料理もきっと美味しいだろうとお客に想像されるように、看板となる診療科目の評価やレベルが高ければ、他の診療科目への信頼感も増すのが、通常に見られる市場の反応のあり方なのです。

いずれにせよ、そうしたターゲティングを意識した情報発信においても、ホームページはとても重要なツールとなるでしょう。

ホームページが便利なのは、それぞれに独立したチャンネルを持たせれば、もっとも「売り」にしたい診療科目の強調や、顧客の最大ターゲットの絞り込みについての演出もできる代わりに、それ以外の通常の診療科目や、最大ターゲット以外の患者層にも平等にメッセージを発信できるということです。

とはいっても、ホームページは万能ではありません。しかし、歯科医院（院長、スタッフ）と患者さんとのあらゆる関係性を結んだり、強化したりする際の補完作用を果たし、地域生活者や患者さんからの関心を測定するツールとして、ホームページははかりしれない効果をもっています。ホームページの有効性を生かすも殺すも、それを活用する人の考え方次第です。

5 多角的視点によって成長戦略に取り組む

(1) 院長の情報収集力アップ術①(インターネット編)

インターネットが登場して以来、情報収集の意味が大きく変わりました。それまでの情報収集の方法は、文字どおり「情報を収集すること」を意味していました。しかし、インターネットが登場して以来、情報収集は「情報発信」への反響という形で得られることが多くなったのです。とくにインターネットの活用が日常化した2000年以降、そうした傾向が加速してきました。

もちろん、こちらが発信しなくても、インターネット上に飛び交う情報は無数にあります。その中から自分にとっての有益情報を見つけるのも、さほど難しくありません。一見、関係なさそうな情報でも、選択・分析・再構成の力に優れている人であれば、いとも簡単に優れた情報を発見します。しかし、それらの有益情報の多くは、いわば既成の情報で、情報を求める院長のために「わざわざ特別にあつらえられた情報」ではありません。

その点、発信装置としての自院のホームページに、反響として寄せられた閲覧者の意見や質問などは、クレームも含めて自院だけに向けた情報です。こうした反響には、こちらの情報発信力が大きければ大きいほど、情報発信の内容が優れていればいるほど、反響も大きくなり、内容的にも優れたものが多くなるという傾向があります。

そうした情報のキャッチボールがなされているホームページには、躍動的な雰囲気がみなぎり、そのうねりは、時に他のホームページなども巻き込んだ大きなものになることが珍しくありません。

知的生産された情報が発信されると、それを刺激剤として周囲に新たな知的生産の動きが増殖し、「輪のような広がり」が生まれるという現象は、２０００年以降に提唱されるようになったweb2.0の「集団の英知」理論を髣髴させます。

それはともかく、自院のホームページへの訪問者は、きちんと意見を寄せてくれる場合はもちろんですが、たとえ意見は書かない人でも、足跡を残してくれるような人は立派な情報提供者となりえます。意見を取り立てて書かなくても、さまざまなページを閲覧したり、その閲覧の仕方に目的意識が感じられるような足跡を残してくれる訪問者には、それがデータとして明確に記録されます。そのデータをもとに、訪問者が歯科医院（あるいは自院）に何を求めている人であるかが類推可能だからです〔図表15〕。

こういう人びとは情報の単なる受動的享受者でなく、能動的享受者ともいえます。つまり、自院のウェブサイトに関心を持ち、自分の意志で訪問した上に、情報を提供してくれる人びとでもあるのです。

〔図表15〕　　グーグルアナリティクス

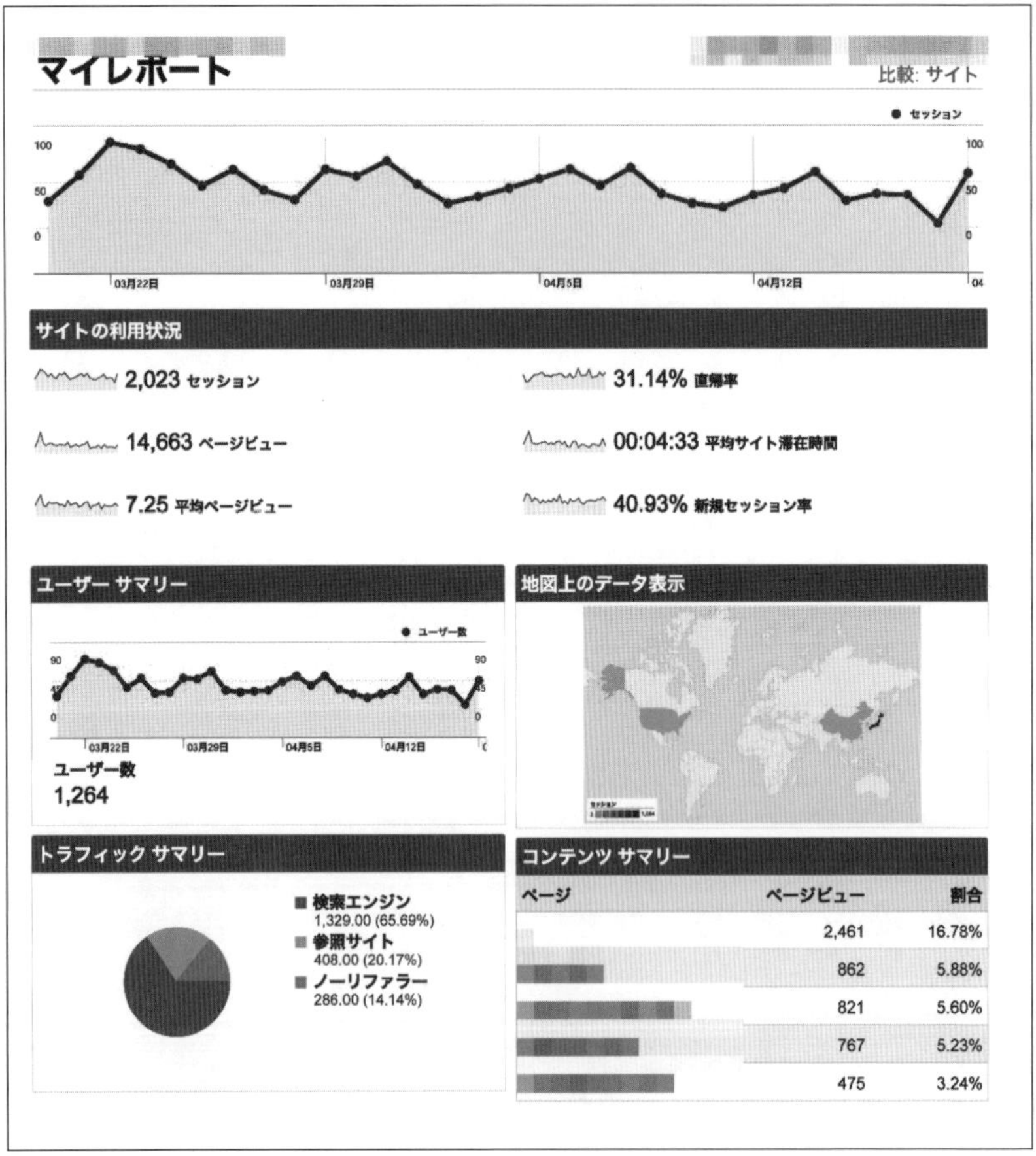

マイレポート
比較: サイト
セッション
100
50
0
03月22日
03月29日
04月5日
04月12日
サイトの利用状況
2,023 セッション
31.14% 直帰率
14,663 ページビュー
00:04:33 平均サイト滞在時間
7.25 平均ページビュー
40.93% 新規セッション率
ユーザー サマリー
ユーザー数
1,264
地図上のデータ表示
トラフィック サマリー
検索エンジン
1,329.00 (65.69%)
参照サイト
408.00 (20.17%)
ノーリファラー
286.00 (14.14%)
コンテンツ サマリー
ページ
ページビュー
割合
2,461 16.78%
862 5.88%
821 5.60%
767 5.23%
475 3.24%

インターネットに限らず、情報というものが、発信者により多く受信の機会を与えるのは当然の流れです。たとえば、異業種交流会などの現場を考えてみてください。せっかく自分にない経験やバックグラウンドを持つ人びとが会場を埋めているというのに、自分のほうから相手にアプローチし、話しかけ（発信）ていく姿勢がなければ、先方も自分に興味を持ってはくれません。

自分が興味の持てない人に対して、自分の持っている情報を積極的に与えようとする人はいません。ギブ・アンド・テイクの情報交換（情報の受発信）をしたいのに、相手のアンテナが受信用だけ働き、発信用アンテナが閉じられてしまっている状態では、情報交換などできないからです。

情報を発信するということは、端的にいえば、自分が何者であるかを世間に向け宣言するようなものです。それを受信した人びとは、その何者かであるあなたの持つ情報に興味を持ち、返信（情報のリターン）をしてくれるわけです。

あるいは、優れた情報を収集したいという意志があるにもかかわらず、自分の発信を怠っている人は、婚活パーティーに高い金を払って出席していながら、壁の花になっている人みたいなものです。情報を発信できない人には、有益な情報も寄ってこない、それが自然の摂理なのです。

(2) 院長の情報収集力アップ術②（患者編）

インターネットは確かに、情報収集の非常に大きな武器となります。しかし、人の持つ情報を収集する際の方法としてもっとも確度が高いのは、やはり直接対面し、語り合うこと、それに勝るものはありません。

歯科医院の場合でいえば、診療室で対面する患者さんは、医師およびスタッフにとって常に最高の情報提供者です。ちょっとした「声かけ」に対する反応、診療相談の際の主訴の説明、インフォームド・コンセントに対する受け答え、診療室での説明に対する反応（納得度）、治療後の違和感の有無についての表明など、それらすべての反応がクレームも含めて貴重な情報となるからです。

自院のあり方への評価、院長の診療技術への信頼度、スタッフへの満足度などが、そうした患者さんの反応の一つひとつに込められています。そのことに気づくことができる院長やスタッフにとっては、これほどの宝の山はありません。

その状態では、まだ宝の原石の域を大きく出るものではないかもしれません。しかし、その後のアンケート調査結果やリピーター化率、メインテナンスへの移行率などの各種データとあわせることにより、原石はとたんに雄弁な情報の宝庫と化してきます。

逆に、患者さんの反応に関心の持てない院長やスタッフには、患者さんの反応など路傍の石ころのようなもの。興味の対象外でしょう。そのような歯科医院は、患者さんのリピーター化などを云々する以前に自滅していくはずです。

ところで、こうしたインターネット情報や患者さん（顧客）から得られる情報をマーケティングの世界におきかえると、自院にとっての「外部環境」に位置づけることができます。マーケティング用語としての外部環境は、企業を取り巻いているあらゆる環境を分類した概念です。外部環境の対語には内部環境があり、企業を取り巻く環境はこのどちらかに分類されます。

外部環境はさらに政治的要因、経済的要因、社会的要因、人口統計学的要因、自然的要因などの「マクロ環境」と、顧客、仕入先・供給業者（サプライヤー）、チャネルメンバー（卸売業者・小売業者など）、広告業者、競合他社などの「ミクロ環境」に分類されます。

マクロ環境は、たとえば国の政治判断や景気の動向・気候・人口動向など、企業にとってコントロールすることが不可能な要因を指します。

一方のミクロ環境は、企業が実際に直接的・日常的にかかわっているものばかりです。こちらからの働きかけによっては、ある程度コントロールすることが可能な要因ということになります。インターネットによる情報の受発信や、患者さんとの対面による情報の受発信は、このミクロ環境を対象とするマーケティング活動の一環です。

企業を歯科医院におきかえ、考えてみましょう。マクロ環境は歯科医院（院長）によるコントロールが不可能、ミクロ環境はある程度のコントロールが可能であるのに対して、歯科医院（院長）にとってコントロール可能なのは「内部環境」です。

「内部環境」は「マクロ環境＋ミクロ環境＝外部環境」に対置される概念で、資本力・情報力・スタッフの質など、院長の経営努力でコントロールが可能な要因を指します。

一般的には顧客（患者）からの情報も含め、情報とは外部環境にあるものだと解釈されがちです。しかし、この内部環境にこそ、実は経営者としての院長には外部環境に匹敵する、時にはそれ以上の情報が埋もれていることを忘れてはなりません。次の(3)でその詳細に触れていきます。

(3)　院長の情報収集力アップ術③（内部顧客編）

内部環境を構成する資本力・情報力・スタッフなどの要因のうち、スタッフについては、患者さんが外からやってくる「外部顧客」であるのに対して「内部顧客」と位置づけられます。スタッフは、院長をサポートしてくれる戦力であると同時に、内側から常に院長の一挙手一投足を観察しています。

患者さんは歯科医院を選択するに際して、その歯科医院（院長）が自分にどのようなメリットをもたらしてくれるのかを予測します。そして、実際に通い出してからは、その予測が当たっているか否か、自分のニーズを満たしてくれるだけでなく、それ以上の何かをもたらしてくれる存在であるかを常に観察し、評価しようとします。

同様にスタッフもまた、仕事として院長をサポートする一方で、自分が選んだ就職先である歯科医院の経営者（院長）が、従業員である自分に何をもたらしてくれるのか、給与をはじめとする待遇面だけでなく、いろいろな意味で、自分の将来を託すに足る存在であるか否かなどを常に観察します。

ファン化した患者さんが、その歯科医院や院長に信頼を寄せてくれる貴重な顧客になってくれるのと同様、スタッフも院長に信頼感を持つことができれば、ステークホルダー化しますし、院長への信頼が足りなければ反対勢力にもなります。このように、スタッフは常に院長を評価する性質を持ち、その結果によっては頼りがいのある味方にも、批判者にもなる可能性があります。そして、外部顧客である患者さんが貴重な情報源であるのと同様に、内部顧客であるスタッフも、院長の重要な情報源なのです。

内部顧客であるスタッフに、常に院長にとって重要な情報源でいてもらうためには、院長からスタッフに向けての発信が必要です。とくに開業3年目、4年目あたりになってくると、開業当初からのスタッフは、院長の持つ人間的な深み（あるいは底の浅さ）を見抜いていると思っていいでしょう。そのような状態にあるスタッフは一種、院長を映す鏡のような役割を持っています。

たとえば、院長自身がマンネリを感じれば、スタッフもマンネリ化してきます。院長が常に新たな課題を設定・実行していれば、スタッフの気持ちも常に新鮮さを保ちます。とくに小規模の歯科医院では、院長の一挙手一投足がスタッフへの情報発信であり、それを受信したスタッフも、院長の熱意に見合った情報を返してきます。

院長の情報収集力アップは、基本的にこの内部顧客に、院長としての力量を認められることなくしては始まりません。そのことをくれぐれも認識すべきです。

(4) 多角的視点でニーズやサービスの本質を理解する

現代に求められている歯科医療サービスとは、いったいどのようなものなのでしょうか。患者さん個々の求めるニーズは千差万別です。単に痛んだ部分を修復してくれればそれでいい、という人もたくさんいます。次にまた痛くなれば歯科医院に行くし、痛くなるまでは行きたくないという人たちです。

その一方、メインテナンスや予防のために、せっせと歯科医院に通う人もいます。あるいは、審美や矯正に目を向ける人、顎関節症の治療をしたい人、失われた歯をインプラントで補おうとする人……など。それらのニーズは、年齢・経済力・個性などによってさまざまに細分化していきます。

歯科医師は、それらの多様なニーズに応じるための最適な手法を、そのつど選択していきます。しかし、審美や矯正、インプラントなどに特化した歯科医院を除けば、開業後5年目までの歯科医院ならば、ほとんどの場合、経営の基礎になるのは修復・補綴・予防の

3本柱です。

これらの基礎をさらに固めつつ、その一方で審美・矯正・インプラントなどの「その先のニーズ」にも少しずつ目を向けていくのが、この時期の院長にとっての、バランス感覚のとれた歩み方です。

歯科医院が患者さんに提供できる医療サービスは、患者さんにとってのメリットが第一に考えられなければなりません。その最大のものは、自院を選んでくれた患者さんの口腔の健康が、生涯を通して維持され、その機能が健全に保たれ続けることでしょう。

歯科医療に対する国民の意識が高まりつつある現在、トップデンティストと目される日本の代表的な歯科医師の多くは、根底の部分にそうした強く高い意識を据えています。

だからこそ歯科医療技術に抜きん出て優れ、その人物・識見が同業者からも地域の人びとからも尊敬を集め、経営者としても大成功を収めているトップデンティストは、予防・メインテナンスをベースにしている事例が多いのです。

しかし、それは最終的な理想形のひとつであり、開業3年目、4年目の歯科医院にいきなり到達できる地点ではありません。開業3年目、4年目、5年目の段階では、まだメインテナンス・予防に移行する前の修復の患者さんが中心になるのは当たり前です。

修復を中心にしながらも、少しずつメインテナンス・予防の患者さんを増やしていくと同時に、地域や患者さんからの新たなニーズにも目を向け、審美や矯正、インプラント、顎関節症などに関する医療サービスも視野に入れて拡大をはかるという柔軟な考え方が、経営者としては大切なことだと考えます。

いたずらに自由診療に誘導したり、目先の利益ばかり追求して自滅していくような3年目、4年目の歯科医院は論外ですが、真面目に開業当初の理念を追求するあまり、そうした経営安定化をはかるためのサービス拡大を嫌い、メインテナンス・予防への移行を拙速にはかって経営基盤を弱める歯科医院が、この時期には割と出てきやすいのです。

基本理念を愚直に追うその姿勢には、共感する部分も少なくありません。そして、思わず「好漢、自重せよ」といいたくもなります。理想を拙速に追うことは、経営者としての院長のバランスを崩す元になりやすいことを肝に銘じておきたいものです。

3年目、4年目、5年目はむしろ、地域の中における自院の位置づけを改めて考え、どんなことが求められているのかを見極めながら、無理のない多角化をはかることも必要です。

これまでに書いてきた患者さんの絞り込みやターゲティングなどは、自院の基本理念を追求するためには必要なことです。それを行いながら、あえて、同時に経営安定化のための多角的かつ柔軟な視点を発揮することは、けっして矛盾しません。

たとえば、一流のレストラン・料理店といえども、料理人のこだわりの詰まった一部の看板メニューだけでは店の経営は維持できません。料理人のこだわりは発揮しにくいかもしれませんが、一般的に客の評判が高い、人気のあるメニューとの組み合わせがあってこそ初めて、その店の総合力は上がりますし、経営も安定するのです。そういう状況はまた、究極の看板メニューの存在を、より一層輝かしいものにしてくれるのです。

理想を拙速に追うあまり間口を狭めてしまう歯科医院は、看板メニューだけで勝負しようとする歴史の浅いレストランみたいなもの。看板メニューだけで、千客万来を実現できるだけの実力と格式を獲得するまでは、経営者としてのバランス感覚を大いに発揮して、柔軟に対処していくことが必要です。それはまた、大きく羽ばたくための修行の一環でもあるといえるでしょう。

(5) 仕事と時間の効率化をはかる

開業４年目、５年目を迎える頃になると、日常の診療の流れもだいぶ安定したものとなり、院長やスタッフの意識が一体化してきたことが実感として感じられるというケースも出てくるのではないでしょうか。そうした状況になったら、さらなる仕事の効率化、時間の効率化をはかることをおすすめします。

日常的に行っている診療の流れ、たとえば「初診→説明→治療→メインテナンス」などに付随して行われるさまざまな診療行為を図式化し、院長およびスタッフ全員の共通認識とします。図式化することによって、次に何をするかが明確化し、着実に診療がスピードアップします。

みんなが診療の流れについての共通認識を持つと、スピードアップするだけでなく診療の質も安定化していきます。それは内部に向けてだけでなく、患者さんに対しても共通認識としてとらえてもらえるよう、ホームページなどで公開するのもいいでしょう。

患者さんは前もってホームページを見ることで、この歯科医院に行けば、自分がどのような手順で診療を受けるかがわかります。院長やスタッフに加えて、患者さんも共通認識を持ってくれれば、スピードアップ効果はさらに増します。インフォームド・コンセントをする際にも、患者さんの理解が早くすすむという利点があります。

あるいは自院独自のシステムを構築できれば、それはそれでけっこうです。しかし、その際に重要なのは、とにかく標準化をはかるということです。

標準化がきちんとできれば、自院が拡大したり、分院化がすすんだときに、新たなスタッフ（ドクター・歯科衛生士も含め）のレベルを落とさない、さらにはもっと上げるための強力なシステムともなるでしょう。診療の流れを単になぞるという意味だけでなく、標準化されたシステムには、院長の歯科診療に対する理念が明確に反映します。

院長の目の届かない範囲にまで自院の規模が拡大したとしても、院長の理念は診療のための標準化された流れの中に込められていますから、診療レベルを落とさずに済みます。仕事と時間の効率化だけでなく、標準化をはかる作業は、自院の経営を発展させる仕組みづくりともいえるでしょう。

(6) 成功のイメージングを再確認する

成功のイメージングとは、将来このような位置・地点に到達したいという開業前から思い描いていた理想的なあり方（院長としての、また歯科医院としての）のことです。

このイメージングなしに、歯科医院を経営することはできません。単に歯科医院を開くことは、お金さえあればできるでしょう。しかし、歯科医院を発展させ、永続させるための努力を生みだすエネルギーは、あらかじめイメージングされた地点を目指すからこそ湧き出てくるものだからです。

身分不相応すぎるイメージングは逆効果ですが、かといって失敗することばかりを恐れていては、歯科医院経営はスムーズに展開していきません。リスクヘッジの強すぎる人が、勝負どころで思いきった手を打てず、ジリ貧になるというケースはままあることです。

自動車を運転するのに、バックミラーばかり見ていたら危険この上ありません。これと同様、失敗を恐れる人は前を向く勇気を持たないために、かえって事故を招くことも多いのです。意識の7割は前方を向いていないと、歯科医院という車は運転できません。時には後ろを見ることも大切ですが、自分が流れに乗っていることのほうが、危険を減少させる効果を持ちます。

今の自分は院長としてどのような位置にいるのか、患者さんに対して、地域に対して、スタッフに対して、どのような役割を果たしているのかを常に確認する作業は、歯科医院としての流れにうまく乗っているか否かを確かめる作業でもあります。

後ろを振り向きすぎたり、横のほうに流れすぎたりしていると、せっかくの流れに自ら竿を差す結果を招きかねません。ですから、開業5年目以内の院長は折りにふれ、自分の成功へのイメージングを再確認しながら、流れからはずれないよう、さまざまな経営努力をし続ける必要があるのです。

(7) 事例4：成功を壊し続け、高みに挑戦する歯科医師

副都心部で開業して28年、私の顧問先になってから10年経つK歯科のT院長は、歯科医師としてはきわめてユニークな先生で、成功へのイメージングの天才です。T院長のイメージする成功は、歯科医師に留まらず、一般企業の経営者としての成功です。T院長が抱く成功の到達点があまりに高いため、普通の歯科医師としての成功を壊し続けていかなければなりません。

たとえば、1ヵ月の医業収入が約1400万円、そのうち50％にあたる約700万円を自費で出す医院は、都内でもそう多くはありません。しかし、T院長はその数字に満足することなく、利益を自身の人脈拡大や視野拡大、スタッフの教育、患者サービスのすべてに注ぎ込むため、自分の資産形成どころか、医院にも内部留保ができていないという不思議な医院です。それでは、K歯科の資産として残っているものは何でしょうか？

それは、各界の第一人者を患者さんとしていることです。一流の人を患者さんとしている要因は、医療技術やホスピタリティの高さも当然必要ですが、T院長の人たらしともいえるほどの、きわめて高いコミュニケーション能力によるところが大です。一流の人が一流の患者さんを呼んでくる流れができているため、本来ならあまり広告環境に熱心になる必要はないのですが、より積極的な広報活動を展開し続けています。何せ成功へのイメージが高いため、普通の歯科医院の成功では満足できないのです。

K歯科はスタッフ総勢10人あまり、人材教育にも熱心な医院です。採用しているスタッフのスキルは標準的ですが、一流の患者さんの満足を得るため、スキルも必然的に上昇し、一流の患者さんの所作を見て、スタッフのホスピタルレベルも加速度的に磨かれていく仕組みができています。

院長自らが教育をしなくとも、患者さんがスタッフを磨き、玉としてくれるのです。人材としても一流となったスタッフは、他の患者さんの信頼を得て、そこからも紹介が出てくる好循環が発生しています。

院長は、現在も企業家としての成功を目標にしていますから、診療をしながら異業種の人と交流を深めたり、マスメディアに呼ばれたり、講演活動をしたりしています。K歯科は、医院内外での院長の活動が経営の源泉となっているのです。これもT院長のとてつもなく高いイメージングの賜といえます。

おわりに

本書の主題は、開業5年目まで歯科医院経営に続出するさまざまな問題をどのように解決していくかということです。そのベストプラクティスとして、本書の大半にわたり五條歯科医院を取り上げています。

共著者である五條和郎先生は、コンサルティングサービスを受ける単なるクライアントではなく、予防を核とした五條歯科医院を地域No.1にするプロジェクトの中心的推進メンバーであることも理解いただけたかと思います。その上で、これから開業を予定している歯科医師が直面する問題の答えの導きに、すでに開業している歯科医師の方には自院改善のベンチマーキングにしてもらいたいと願っています。

さて、歯科界にもすっかりコンサルティングという言葉が定着しましたが、しかし、その一方で「コンサルティングとは、実際にどんなことをしているのだろうか?」という声を良く耳にします。コンサルティング自体が日本で認知されてからまだ日が浅いサービスですし、コンサルティングサービスの範囲は、戦略系、IT系、ファイナンシャル系、組織人事系、シンクタンク系、マーケティング系など非常に多岐にわたっています。

このような状況ですから、歯科医院のコンサルティングって、いったい何をしてくれるのか疑問に思うのはもっともなことです。もちろん、本書は歯科におけるコンサルティングサービスを体系的にまとめたものではありませんが、本書のもう一つの読み方として、五條歯科医院をはじめ、いくつかの事例から、網羅的に歯科医院におけるコンサルティングサービスの概要を理解する一助としていただければと思います。

また、近年求められる歯科医院のコンサルティングサービスは、戦略立案から運用までをサポートするフルラインサービスであるという実態は、歯科界の経営環境の厳しさを物語る反面、地域の中で歯科医院の機能の仕方が変化してきている証左ではないかと思います。ぜひ本書をお読みになられた歯科医師の方は、現状に満足することなく、常にマーケティング的視点をお持ちになって医院改善に取り組んでください。

最後になりましたが、共著者の五條和郎先生の、開業準備期間から開業後に起きた問題とその解決への取り組み、その際のご自身の問題やご家族のことも包み隠すことなく執筆していただいた勇気には敬意を表します。そして、五條歯科医院的歯科医院が増えることが、歯科界の停滞を止め、明るい歯科界を作りだすことになると確信しています。

平成22年6月15日

クレセル株式会社代表取締役

伊藤日出男

●著者のプロフィール

五條　和郎（ごじょう　かずろう）

1972年神奈川県生まれ。1992年芝高校卒業。1998年東京歯科大学歯学部卒業。2002年東京歯科大学大学院卒業。2005年10月、五條歯科医院を神奈川県横浜市金沢区に開設。専門はインプラント・訪問歯科・予防歯科・審美歯科・矯正歯科・無痛治療と多岐にわたる。患者様の生命、望、健康を第一とし、スタッフが患者様のために何かしようとしていることに最大限協力を惜しまない医院づくりをモットーとしている。

【連絡先】 五條歯科医院　〒236-0042　神奈川県横浜市金沢区釜利谷東6-21-1-101
TEL：045-791-0118
http://www.gojodental.com　E-mail　info@gojodental.com

伊藤　日出男（いとう　ひでお）

クレセル㈱代表取締役。大学卒業後、高等学校非常勤講師を経て、歯科マーケティング会社にて歯科開業支援を務める傍ら、筑波大学社会人大学院システム経営学科にて体系的にマーケティングを修める。その後、歯科マーケティング・コンサルテーションを行うクレセル㈱を設立。主な著者に『歯科医院成功の法則』『病気の相場』『成功する歯科医院経営マニュアル』『予防管理時代のデンタルオフィス』『巧みな情報発信は成功する院長の条件』などがある。

【連絡先】 クレセル株式会社　TEL：03-5840-7801
http://www.crecer-m.com　E-mail　ito@crecer-m.com

〔歯科医院経営実践マニュアル〕
開業成功は5年で決まる

2010年8月10日　第1版第1刷発行

著　者　五條《ごじょう》　和郎《かずろう》
　　　　伊藤《いとう》　日出男《ひでお》

発行人　佐々木一高

発行所　クインテッセンス出版株式会社
東京都文京区本郷3丁目2番6号　〒113-0033
クイントハウスビル　電話(03)5842-2270(代　表)
(03)5842-2272(営業部)
(03)5842-2280(編集部)
web page address　http://www.quint-j.co.jp/

印刷・製本　サン美術印刷株式会社

ISBN978-4-7812-0149-8　C3047

定価はカバーに表示してあります